U0054481

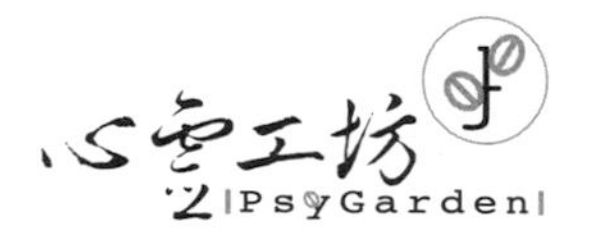

Caring

生命長河，如夢如風
猶如一段逆向的歷程
一個掙扎的故事，一種反差的存在
留下探索的紀錄與軌跡

府城醫學史開講

The Dawn of Modern Medicine in Taiwan : Contributors and Stories of Tainan

作者：朱真一

推薦序・一

Kheh-ka Gín-á Kok-chè Bêng-i Kàu-siū
Tui-kiû Sou-kek-lân Iâ-sou ê I-liâu Sù-chiá,
Jû-hô ūi Tâi-ôan Khai-thok Se-iûnn I-hakk

客家囝仔國際名醫教授
追求蘇格蘭耶穌的醫療使者，
如何為台灣開拓西洋醫學

Internationally Known Hakka Boy Medical Professor Seeks
How the Western Medical System Was Established
by the Scottish Missionaries

鄭兒玉 John Jyigiokk Tin
台南神學院歷史神學榮譽教授

大約四年前，不記得啥人介紹 ê，筆者第一次接著朱真一教授 ê mail，問講林茂生 ê 父親「林燕臣牧師是否曾在新樓病院教過醫學？」之奇問。起初想講可能是加減 ē-hiáu 白話字 ê 福佬信主兄弟，多年在海外，學已有成，思鄉，在業餘趣味趣味研究 kóa 醫療宣教事工。

總是後來才知影，教授是未信主 ê 新竹新埔客家囝仔。他 ê 業餘趣味不是只有趣味趣味 nā-tiānn，寧可 sī 他在另外一門 teh 多藝多才活動貢獻，就是在「人文史」一大門 ê 領域。

當教授要筆者為他 ê 新書《府城醫學史開講》寫序言 ê 時，突然筆者聯想著，早年在京都 ê 中學時代，teh 熱讀世界偉人傳紀 ê 時，記得一位十九世紀中葉德國 ê 科學家赫爾姆霍茲（Hermann von Helmholtz）ê 多元貢獻。

以下讀書記憶：赫爾姆霍茲原本已是一位聞名生理學家名醫，teh 研究目睭 ê 時，發現目睭 kap 光線有關。就開始研究新領域物理學，不久在此方面亦參與建立「能量守恆定律」，在人類歷史上不朽 ê 貢獻。在柏林時代，日間在大學醫、理工學院教學、研究，忙歸日，在黃昏時，別人 teh 準備回家 ê 時，赫爾姆霍茲 teh 趕去到在市內 ê 音樂學院教小提琴。因為他是國立柏林音樂大學正牌 ê 小提琴演奏教授。

筆者同意 koh 欣賞教授 ê 新書，以一般平面文化史立場，由南部開始建立 ê 西洋醫學系統史，對抗以外來入殖北部 ê 日本／國民黨做中心 ê 所謂主流醫療發展史。如此教授提供以台灣人最主的歷史觀。Kan-tann 此點就好，《府城醫學史開講》已經有夠額價值受推薦 lah。

2013 年 8 月

推薦序・二

「早期台灣醫療文史」大師

林茂
署立台南醫院前院長、郭綜合醫院首席顧問

朱真一教授長年鑽研有關早期台灣醫療事蹟及人物，並撰寫文章，裝訂成冊，出版書籍。近期又將出版《府城醫學史開講》一書，真一兄來訊，要我寫篇推薦文。我與真一兄是台大醫學院醫科同班同學，1965 年畢業，且我自己是台南出身，因此義不容辭為其寫序。

真一兄畢業後，遠渡美國從事醫療及研究工作。當時我們班上由台南一中考取台大醫科的有十五位，畢業後只有我回台南，於省立台南醫院服務前後共三十年。真一兄去年（2012 年）十一月回台，至成大醫學院擔任短期客座教授時，他致電給我，大家相聚甚歡，原來他老兄來台南順道為此書搜尋資料。

真一兄對於早期台灣醫療事務及人物研究頗深，多次發表於《景福醫訊》、《成大醫訊》及《台灣醫界》，並針對台灣的健保事務，發表建言於自由時報與蘋果時報的「蘋果論壇」。朱真一教授治學嚴謹，對早期台灣醫療人事物皆多方蒐證，必須引經據證，查考鉅細靡遺，就如同撰寫醫學論文一般。

如文章中提到英國醫師馬雅各來台南傳教及醫療，是在清代甲午戰爭馬關條約，清帝國割讓台灣（1895 年）的三十年前。紀念馬雅各醫師的太平境基督教會，全名為「太平境馬雅各紀念教會」，現仍聳立於台南市公園路氣象局對面，是現今台南著名的基督教長老教會之一。

朱真一教授專精於小兒血液腫瘤科疾病，著作無數，現又投入研究早期台灣醫療人與事，並陸續發表不少文章及書籍，朱真一教授為「早期台灣醫療文史」大師，當之無愧。

推薦序・三

披荊斬棘的拓荒者

賴明詔
國立成功大學前校長、中央研究院院士

由於台灣地處亞熱帶，氣候又潮濕，加上早期民智未開，因此本是疫癘之鄉。現代醫學的引進台灣，起於十九世紀幾位來台行醫的歐美醫師及日據時代的日本醫師，後來才逐漸有本土醫師接棒，負擔起以現代醫療技術護衛民眾健康的工作。這些醫師來台的動機或許出於宗教的熱忱，或因政治的因素，但不可否認的，每個人都有悲天憫人的惻隱之心，奉獻他們一生的精華歲月給台灣。

這些醫師有些純粹從事行醫，有些兼做醫學研究的工作，後者以研究寄生蟲病居多，可說是台灣醫師科學家的始祖，他們的研究成果對世界上醫學文獻的貢獻是有獨創性的。台灣在世界寄生蟲的研究史上可說扮演相當重要的角色。後來，在日據時代及台灣光復之後，本土醫師逐漸崛起，經由這樣代代傳承接棒的努力，才奠定了今天令世界矚目的醫療制度及環境，而且由於醫師科學家持續研究的成果，寄生蟲病幾乎已從台灣消失，是世界公共衛生史上成功的案例。台南當時是台灣首善之都，所以在這些醫療的發展史上，台南也曾扮演重要的角色，飲水思源，我們不得不對這些前輩醫界人士致敬，本書的目的就在為這些醫界前輩的歷史做見證，特別是對以往南部醫療史中記載錯誤的資料做修正。即使現在台灣醫療制度有很多缺憾，前輩醫師篳路藍縷的功績是不可抹滅的。

本書作者朱真一醫師，雖然一直在美國懸壺濟世，始終對台灣本土文化及醫學史保有濃厚興趣，並且博覽群書，引經據典，以呈現歷史真面目。近年來在很多雜誌發表有關台灣醫學史的論文，本書即是收集這些文章的修定稿而成，對每一位關心台灣醫療的人而言，這本書是很有價值的必修課程。

我在台大醫學院念書時即認識朱真一醫師，他高我三屆。朱醫師是一位非常嚴謹而且批判性很強的作家，他的批判性來自實證科學的訓練，對真理的追求，及擇善固執的態度。在我擔任成功大學校長時期（2007-2011），因緣際會，他多次投稿給成大醫學院的雜誌《成大醫訊》，因而和成大建立很密切的關係。最近朱醫師受聘為成大訪問教授，傳授醫學人文課程。成大醫學院在創院院長黃崑巖的身教下，特別重視醫學人文的培養，而我的治校理念也強調人文與科學的結合。我鼓勵大學生及醫師應該有好的人文素養，追求真理，有「利他」的精神。這本書所寫的醫界先輩，雖不像史懷哲那樣家喻戶曉，但他們同樣都是披荊斬棘的拓荒者，他們的奉獻精神一樣值得我們學習，特為推薦。

推薦序・四

朱真一教授「府城醫學史開講」

黃祖源
新樓醫院院長

醫學史是探討從事醫學教育、研究、服務等領域的人物、事物、時間、地點傳承的歷史紀錄，百多年來台灣多采多姿的醫學發展，造就了今日台灣高品質的醫療水準，但是目前仍尚缺乏完備有系統的醫學史料。朱真一教授以細膩、忠實的態度描述台灣初期西醫醫學史的人物與事物，並在日期與年代的考證，不厭其煩的引用資料說明，真是難能可貴，令人敬佩。

本書著重於台南府城的醫學史，談及肺吸蟲、薑片蟲的發現，經萬巴德、中川幸庵、橫川定及 Dr. Barlow 等醫師的研究，使早期台灣在感染，尤其是寄生蟲的研究，對世界醫學貢獻良多。

一般的理解，講到台灣的西醫都從新樓醫院的馬雅各醫師說起，但朱教授卻考究到比馬雅各醫師更早來南台灣的歐美醫師。台灣基督長老教會以 1865 年 6 月 16 日為總會的宣教紀念日，這個日子也是英國母會宣布為台灣宣教的紀念日期，以及紀念馬雅各醫師來台開始醫療傳道的日子，朱教授也為此花費很大功夫來確定。另外，到底馬雅各醫師是 1865 年 5 月 26、27 或 28 日抵達台灣，眾說紛紜，朱教授也再三的引用資料來查證說明，朱教授在追求醫學史真理的態度值得我們學習。

朱教授在本書中收集、整理早期台南醫學史及其人物，從馬雅各醫師，馬雅各醫師二世，戴仁壽醫師，安彼得醫師，萬巴德醫師，到劉清風醫師，顏春輝醫師，王受祿醫師及郭松根醫師等人都有一番詳細的論述。除此之外，還有涉及台南教會公報與南台灣醫療文獻，更有這些早期宣教師對台灣語言與教育之論述，台灣醫學史的傳承，透過這些論述來紀念早期歐美醫師、宣教師在醫療、教育和語言的貢獻。

以上的歷史或醫師或醫學史，與新樓醫院有直接或間接關係，因此也為要研究早期新樓醫院歷史的人提供了新的參考資料。身為新樓醫院院長，受邀寫序，覺得與有榮焉，特此推薦。

2013 年 7 月寫於新樓醫院

推薦序・五

重塑台灣醫學史

林其和
國立成功大學醫學院院長

歷史是人類活動的紀錄，是特定時空、人物與社會型態互動下的產物，有其時代特殊性與地方性。人們要掌握現況、預測未來，必須有歷史觀才能擁有所謂「通古知今」的能力。同樣的，一個知識份子在專業領域要能作出正確的判斷，也需要具有歷史縱深的考量才行。醫學教育除了科學與技術的訓練外，首重人文素養，歷史觀的培育當然也是重點。台灣各醫學院大多排有醫學史，這一門課一般被當作醫學人文的啟蒙課程。然而，考察這幾年來各校所教的醫學史，其內容多偏向於西方醫學，有關台灣醫學史的著墨並不多。殊不知，台灣近百年來的醫學史也有不少可歌可泣的事蹟，可惜，卻因為時代動盪等因素，以致這些故事一直被埋沒在時間的塵埃中，未獲重視或甚至被忽略了。

19 世紀末年，清廷在鴉片戰爭戰敗後被迫開放在中國沿海通商口岸的門戶，隨後英國即在這些港口城市進駐海關醫師或選派宣教醫師赴台，從此西方的醫療正式被引進台灣，接著，甲午海戰失利，清廷又把台灣割讓給日本。此後台灣醫學的發展受到日本殖民地醫學的影響。甚至第二次世界大戰日本戰敗，台灣脫離日本統治到今天這六十多年來，台灣的醫學仍然受到宣教醫學以及日本醫學系統的影響，可見台灣醫學史與台灣醫學的現代化息息相關。

朱真一教授於台大醫學院畢業後赴美深造，在美國知名的聖路易大學醫學院擔任小兒血液腫瘤醫學教職。除了專業領域的發展，朱教授近幾年來也積極發掘台灣早期留學歐美的醫學人才的故事並且發表於媒體，這補強了長久以來空白的這段台灣醫學史。他認為台灣人應該掌握對自己歷史的詮釋權，以免被外人或有心人扭曲或誤導。

「一府二艋舺三鹿港」，台南是台灣近代史的發源地，醫學界有不少知名有影響力的人物均出身於台南府城，因此朱教授認為這地方應該有其特異之處。2012 年底，朱教授應聘至成大醫學院擔任客座教授時，有機會拜訪地方醫學耆老如韓良誠醫師以及參閱台南相關的第一手醫學史文獻，更加感受到長久以來撰寫台灣醫學史的學者大多以北台灣的角度或觀點來看事情的演變，更有甚者，除了看法有偏差之外，甚至連國家史籍的紀錄也有謬誤之處。因此，在停留台南期間，他積極地收集、整理台南珍貴的醫學史料，以南台灣的觀點重新來詮釋百年來台灣醫學的變遷。以朱教授醫學的專業素養再加上具有歷史學家實事求是、追根究柢的態度，這本《府城醫學史開講》文集的真實性與可信度應該是可被期待的。

在我任職院長期間，很高興看到這一本朱教授的大作順利付梓，本書對台灣醫學史有興趣人士提供了可靠的參考資料，相信對台灣各地的醫療人員、醫學院學生而言，也是一本值得閱讀的參考書。

2013 年 7 月 4 日

推薦序・六

殊途探險的學問，才是精彩

翁佳音
任職中央研究院台灣史研究所

我與朱教授真一醫師迄今沒見過面，這幾年卻常在電子信及網路上，看到他向識與不識者，發出有關醫界史事的熱情徵詢，進而勤於為文訂正國內流行醫學文獻的可疑、不妥處。現在，朱醫師又有《府城醫學史開講》新書結集出版，囑我推介，我不畏越界之譏而樂於從命，是有理由的。

書中，他提到電視媒體，甚至是專業歷史辭典，談到醫療相關歷史時，往往失之粗心，未仔細求證而以訛傳訛。我深表同感。眼前，學者越生越多，學界不得不以專題論文、專書的生產為評量標準。另方面，對基礎文獻與研究成果的深度再反省與再批判，往往惹出人事紛爭，能避則免；繼續轉引前輩資料與論點，相對安全。這樣狀況，好不好？我覺得不怎麼好。如此會讓學問（science）變成記誦之學，或一大堆知識 junk food，很無聊，人會變笨。我自己經驗，常發現流行的台灣史敘述，若用心再查核原始文獻，往往令人錯愕。姑舉一例：我們都說十六世紀中葡萄牙人航經台灣，驚嘆島嶼美麗，因此命名「福爾摩沙」。然而檢閱當時各種歐文航海誌，葡萄牙人見到的，是琉球群島之一，無關台灣。連帶地，歐洲古地圖標名福爾摩沙與小琉球的兩島、三島，也不是台灣。學問總是冒險，才精彩實在。見有朱醫師殊途探險，聲援，是順理成章。

另一理由，還是三句不離歷史。若上帝創造天地與人，那近百年來，醫療、衛生從業者，是改變人間社會的要角之一。Rudolf Virchow（1821－1902）醫師說過：「醫學是一種社會科學，政治不外是大規模的醫學」，越想越有道理。醫衛高度發展，除導致社會形貌巨變，包括人口老化，此外，健保危機、醫病糾紛，也成為台灣近現代史顯著現象。我常盼望或「煽惑」一些親朋讀寫自己行業的古今往來，一則為自己追尋生命座標，二則留點人生雪泥鴻爪供他人參考。醫療人員見證書寫上述相關歷史，是我特別期待。

朱醫師開講，相當程度滿足我的期盼。書中講 1945 年以前台南的英美教會與海關醫師、留學歐美的台灣醫界人物，或許歷史學界稍有述及，但由醫界巷內（hāng-á-lāi）、兼極致發揮文獻「鑑別診斷」的內行人來講談，更有踏實感。朱醫師文中不忘推證他前輩心內的國族觀，背後反映了台灣人迄今之苦澀精神體驗。他主張台灣醫學創建期，除日本採納的德意志醫學制度外，不應忽略同時共存之英美醫學。這種說法，事實沒問題，但讀者會繼續回顧戰後，與日本一樣，我們醫學體制偏向美國，這一來一往，有無值得再思索與敘述之故事？朱醫師於本書雖無完全解答，然而不只醫界，歷史界也應該有興趣。歷史研究者的我，所以響應與推薦，理由亦在此。

推薦序・七

尋找醫界被遺忘故事的奇幻旅程

謝奇璋
國立成功大學臨床醫學研究所所長

朱真一教授是小兒科學在血液病及癌症領域的前輩。他從美國聖路易大學醫學院退休以後，將他照顧兒童和癌症研究的熱情轉到科學和醫學史的探索。他充分利用他在海內外台灣人社團的人脈與各大學圖書館的資源，點點滴滴地將台灣醫學史上的故事還原出散失的原貌，並且在醫學及歷史學的雜誌發表。2012 年下半年，在成功大學醫學院林其和院長的力邀下，他回國擔任了臨床醫學研究所的講座教授，將他探索台灣醫學史的工作在南台灣實地完成，也使這本奇妙地融合了南台灣醫學與歷史研究的書很適當地在台灣文化的出生地，台南，出版。

我每次和朱教教授討論，不管話題是關於生物醫學或者亞洲醫學歷史，總是從他廣博的知識得到許多啟發和靈感。前年因為準備在成大的一次關於野口英世的對談，他收集了台灣、美國各圖書館所可以找到的相關資料，我也真正了解到他對追求知識的用心，和追求事實的熱情。在達到判斷以前，他一定盡力收集多方的文獻，綜合評估，一定要了解完整的情境和所有的事實，才去做結論。當找到新的資料，證明以前的觀點有錯誤時，他也會毫不猶豫的承認。他和臨床醫學研究所的師生一起到苗栗做校外進度報告時，也不忘隨時收集關於肺吸蟲的第一手資料。他在知識的追求上實事求是的執著，我於敬佩之餘總是覺得自嘆弗如。

台灣近年來隨著對醫學人文的強調，開始有進行醫學史料整理的計畫。但是社會上的淺薄浮誇也使一向以文化氣質自傲的醫學界，越來越淪為失憶短視。甚至許多專業的科學家，在自己本科的知識領域中，對外國的發現朗朗上口，對台灣本地產出的發現反而很生疏。在知識發展上記述上，有很多學者在敘述其學門歷史時，常常從 1950 到 60 年代開始，忘記台灣人對的現代科學的追求，早在十九世紀末、二十世紀初就已經蓬勃發展。朱教授經由對台灣醫學史的探討，實質上補綴了這一個認知上的空白，替台灣人找回這段被有意無意遺忘在歷史洪流裡的醫學發展。

急速變動的台灣社會對不知不覺中流失的歷史認知如果繼續渾然不覺，對未來的發展當然也會感到茫然。我覺得朱教授在本書中的文章，猶如對大海中迷航的船隻提供座標，讓讀者可以在現代醫學的歷史長河裡找到流失的記憶和方向感。他從醫師和科學家的立足點來檢視長期被忽視扭曲的台灣歷史，在這個知識領域裡就像開了一扇窗，替我們共同的台灣醫學記憶帶來許多有希望和生命力的真實歷史故事。

目次 Contents

第二部　戰前出身台南留學歐美的醫界人物

第三部　《台灣教會公報》中的寶藏

第四部　寄生蟲症與台南

前言

我一向很喜歡探討台灣的醫療歷史，花了不少功夫研究。在這個過程中，總感覺從台北觀點寫的醫學歷史，常忽視「非台北」的部分，也較多錯誤的報導。事實上，台灣的現代醫學從南部開始，南台灣早期的醫學史非常豐富且有趣。

三年多前，謝奇璋教授擔任《成大醫訊》的總編輯時，寫信來邀稿。他知道我寫過不少關於十九世紀來台的歐美醫師及日據時代醫界人物的文章，也寫了些與台南有關的醫學歷史典故，不過他對我撰文的內容並沒有特別的要求也沒有限制。從此開始三年多，《成大醫訊》連續刊登了有關台南的醫學史文章，即使是謝教授卸下總編輯一職後，我還是繼續投稿。

開始那段時期，因媒體及網路上在討論：食用從中國進口的小龍蝦或大閘蟹，是否會感染肺吸蟲症（paragonimiasis）？肺吸蟲症在台灣醫學史上是很有趣的課題。以前的討論中可知中國肺吸蟲症的發現跟台南還有些關聯。至於肺吸蟲症，則跟台灣有密切的歷史淵源，而且台南跟其中三位主要研究者有不少的關聯，所以寫了一文談肺吸蟲症跟台南的關係。另外，類似地薑片蟲症（fasciolopsiasis）跟台南更有密切的關聯，所以接著又就這個主題寫了一篇。

台南醫學史上的歐美醫師故事非常有趣，主要是宣教師醫師及海關醫師，譬如馬雅各（Dr. James L. Maxwell）、戴仁壽（Dr. George Gushue-Taylor）、安彼得（Dr. Andrew Peterson）、萬巴德（Dr. Patrick Manson）等醫師的行醫生涯及對台灣醫學尤其台南醫學的影響及貢獻。當然文章中也提到了其他醫師們。

此外，在探索醫師們的行醫生涯過程中，我還發現了一些有興趣的題材，如南台灣的歐美醫師對台灣語言的貢獻，以及這些歐美醫師看 1860、70 年代南台灣的族群問題，我也就這些題材各寫了一篇，他們的觀察與感慨，到二十一世紀的現在看來仍非常真實。

我在蒐集資料探討及撰寫這些文章時，更從當今的一些文字或電子媒體上發覺，無論在電視、書籍、YouTube 中對台南地區醫學史的報導都非常馬虎，有不少謬誤。我深感有必要寫出正確的資訊讓大眾知道，不能受這些資訊的影響而把錯誤當真。因此寫了幾篇指出文章、電視、錄影（YouTube）內容的錯誤。

後來又發現台南出版的《台灣教會公報》，裡面有不少關於台南醫療歷史的資料，原來早就有些人爬梳整理出來一些資訊，可謂醫療歷史的寶藏。所以從此線索又繼續去探索撰寫了四篇文章，討論不少我認為非常有趣的題材。或許因為多篇這方面的探討文章，促使成大邀請我擔任講座客座教授。2012 年 10 月至 12 月我到成大時，就將上面提到的各部分內容加以整理，也就是此書的第三部分。

想起以前撰寫過有關早期（第二次世界大戰前）留學歐美的醫界人士的文章，當時就覺得出身台南的人特別多，再溫習時發現這些留學醫師的歷史跟現在寫的那三部有些關聯，於是在瞭解得更多、找了更多資料後，重新改寫了這幾篇出身台南的醫師的文章，成為此書的第二部分。

客座成大時，有一天看到賴明詔前校長的演講宣傳海報，很高興地前去參加。他在演講中談及他自己的研究及教學生涯時，強調科學及學術以求「真」最重要。教學中傳授「觀念」又比教導「資訊」重要。無獨有偶，到成大時，收到剛出版的《成大醫訊》（2012 年 9 月；23 卷 2 期），林其和院長在一篇文章中寫到參加歐洲醫學教育年會後的感想，標題：「教育不是灌輸一大堆事實，而是一追求真理的過程」，他還把「真理」兩字以更大的字體標示出。不僅兩人的講法完全一樣，也跟我此書中一再強調要找正確資訊的觀念不謀而合。若對資訊有所懷疑或知道有錯誤，就應該去求證、更正，不能有馬馬虎虎的心態。

大部分的文章（11 篇）在《成大醫訊》刊登過，還有幾篇內容曾出現在其他刊物（《台灣醫界》及《長榮大學學報》），以及第二部的三篇曾收錄在《從醫界看早期台灣與歐美的交流（一）》一書中，這些文章在此書中都補正了不少。

當然，這些文章原本都是單獨寫成，為求容易讓讀者瞭解，有時同樣或類似的內容會一再地出現在各篇文章中。一旦集結成冊在同一本書上閱讀時，就會顯得重複。所以此書有些章節會刪改原本刊登在《成大醫訊》上的原文，有些地方則會標明在其他章節有較詳細的說明。還有些文章中與此書主題較無關的部分，也會加以改寫或刪除。

而此書的第二部分，則將舊作重新改寫成與此書其他部分一樣的形式，除增補資料外，盡量改寫跟此書其他部分有關聯的內容，並加上圖片，這樣會更容易閱讀。

第一部

戰前台南的歐美醫師

台南是台灣現代醫學最主要的發祥地，有台灣最有趣的醫學史料。歐美醫師不但開啟了台灣現代醫學，而且是最早期醫學發展的關鍵人物。他們來台灣拓荒，當然有很多可歌可泣的故事。

這個部分的 8 章要介紹幾位在南部的歐美宣教師醫師的事蹟，主要是馬雅各、戴仁壽及安彼得等醫生，還有他們對對語言及族群的看法等。

第一章

戰前來台南服務過的歐美醫師

台南是台灣早期的行政中心及首善地區，以府城為名，自然有豐富的歷史寶藏。醫學史當然也不例外，台灣的現代醫學可說是自台南開始。第一位來台灣的馬雅各醫生（1836-1921）最先到台南行醫，設立第一間診所。他也率先在打狗（高雄）設立醫院（醫館），不久遷至台南，漸漸發展成目前欣欣向榮的新樓醫院。

早期來台服務的歐美醫師，是台灣醫學史中很重要的部分，西醫以前叫做洋醫，早年的文獻上也有人稱為「蘭醫」。蘭醫可能是沿用日本剛開始對西醫的稱呼，因為日本首先跟荷蘭有來往。日本早期也叫西醫療法為洋方（相對於漢方）。早期台灣中南部的基督教宣教師來自英國長老教會，教會用醫療服務來幫忙傳教，他們為台灣人提供醫療及健康服務，更重要的是，他們介紹及引進了現代醫學，對台灣醫學貢獻很多。將於本書第四部討論的馬雅各二世醫生（Dr. James Laidlaw Maxwell, Jr）與肺吸蟲及薑片蟲的關聯，更可說明台南地區對熱帶病學研究的重要性。

不過那時候來台服務的醫師並不全是由教會派來的，二次大戰結束前到底有多少歐美醫師到台南服務過？這些人中如第二位來台，世界醫學界有名的萬巴德醫生，就不是教會醫師。以前的拙著曾較詳細地討論過他們（註 1）。

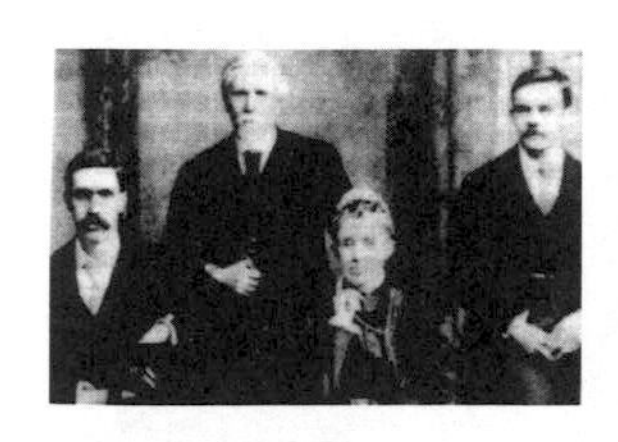

圖 1. 馬雅各醫生夫婦及兩位兒子。

筆者曾找過幾本相關的書籍及其他各種文獻，整理後在《台灣醫界》撰寫過一文探討戰前曾來過台灣的歐美醫師（註 2）。這裡要來補正並簡單地介紹那些我找到的資料，曾在台南工作過的歐美醫師以及他們的重要貢獻。

新樓醫院的歐美醫生

台南的新樓醫院是台灣歷史最悠久的醫院，最少有兩本有關新樓醫院的書出版，第一本資料較多些（註 3），第二本雖是馬雅各傳（註 4），內容中仍有不少其他人的資料。另有幾本碩士論文及賴永祥的《教會史話》，也找到些資料（註 5）。到過台南的醫師名單及他們來台南的服務期間如下：

醫師	教會漢字名	在台南服務時間
Dr. James L. Maxwell	馬雅各	1865-1871，1883-1885
Dr. Mathew Dickson	德馬太	1871-1878
Dr. Peter Anderson	安彼得	1879-1901
Dr. John Lang	萊約翰	1885-1887
Dr. Gavin Russell	盧加閔 or 盧嘉敏	1888-1890
Dr. Elizabeth Christie	宋忠堅師母	1882-1901
Dr. Murray Cairns	金醫生	1893-1895

醫師	教會漢字名	在台南服務時間
Dr. David Landsborough	蘭大衛	1895-1896，1908-1909
Dr. James Laidlaw Maxwell, Jr.	馬雅各二世	1901-1923
Dr. G. Gushue Taylor	戴仁壽	1911-1919（or 1918）
Dr. Percival Cheal	周惠燐 or 周惠潾	1919-1932
Dr. Dansey Smith	鍾寶能	1923-1927
Dr. R.H. Mumford	文甫道	1925-1933
Dr. J. Llew Little	李約翰	1931-1936
Dr. George Graham Cumming	甘饒理 or 甘堯理	1934-1937

醫師們的簡介

據文獻記載，馬雅各醫生是第一位來台灣的歐美醫師，也是最早來台的宣教師。他是台灣醫學史上很重要的人物，對醫學、宗教以及本土語言都很有貢獻，我曾撰寫專文討論他（註6）。在台南醫學史上他更重要，之後會有專章（第一部第三章）較詳細地介紹他。德馬太醫生（Dr. Mathew Dickson）於 1871 年來台南從事醫療傳道，馬雅各回英國後，便由他接手醫療工作。德馬太醫生 1878 年退休返回英國後，台南的教會醫館（二老口醫館）亦隨之暫停營運。

直到 1879 年安彼得醫生來台南復院，並遷建成立新醫院，這是他的一大貢獻。1900 年，新醫館樓房在東門路現址興建落成，後來被大家稱為「新樓醫館」，就是現在的新樓醫院。

教會在二老口的舊醫館，之後就被稱為舊樓醫館。1901 年安彼得醫生調往打狗的醫館，同年 11 月返英休假，1903 年再回打狗，一直到 1910 年秋天退休，在台前後待了三十幾年。《台灣醫界》有一文討論安彼得醫生（註 7）。我在長榮大學學報也曾較詳細地寫過他。（註 8）

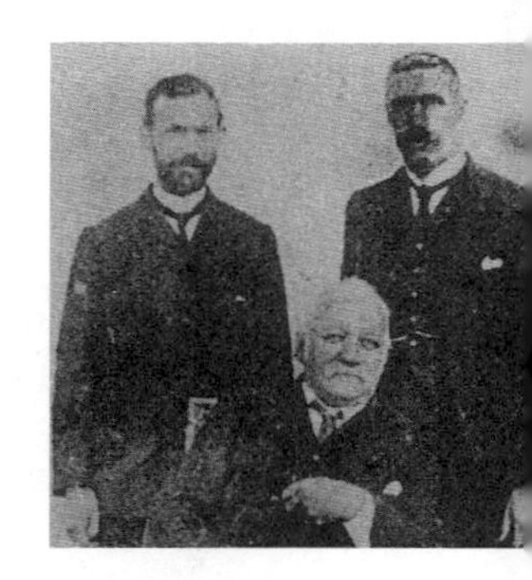

圖 2. 蘭大衛（後左）；馬雅各二世（後右）；安彼得（坐者）。

打狗醫館自安彼得醫生退休後，先由馬雅各二世前往維持一段時間，後來維持不下只好出售。安彼得醫生前後在台南及高雄地區服務了三十一年，以學徒（見習生）方式培育醫務人員，對台灣醫學貢獻很多，另有專門的章節（第一部第六章）會較詳細討論他。

馬雅各醫生的次子馬雅各二世，於 1901 年來台繼承父志。先與安彼得醫生共事，1901 年末安彼得轉往打狗（高雄）醫館後，便由馬雅各醫生二世主持台南的新樓醫院，當時稱他為「少年馬醫生」（註 3,4）。他後來在台灣前後待了二十二年之久，對台灣，尤其台南地區的醫療服務及培養醫務人員貢獻良多，以後有機會再詳細討論他。

這幾本書及其他文獻很少提及德馬太及安彼得兩位醫生，以及萊約翰（Dr. John Lang）、金醫生（Dr. Murray Cairns）、周惠燐（潾）（Dr. Percival Cheal）、鍾寶能（Dr. Dansey Smith）、文甫道（Dr. R.H. Mumford）、甘饒（堯）理（Dr. George Graham Cumming）的

紀錄，那些書只有任期及相片，幾乎沒有其他資料。盧加閔（或稱盧嘉敏）（Dr. Gavin Russell）1888 年來台南，1890 年轉往彰化及大社，1892 年時才二十五歲就英年早逝。

金醫生在 1893 年由英國派往彰化服務，同年三月轉至台南，1893-1895 期間在台南服務，可能是因為安彼得回國休假。這些醫師尤其安彼得及周惠燐醫生以學徒方式訓練了不少洋醫，是台灣西醫教育的開端，以後蒐集到更多資料時再來討論。

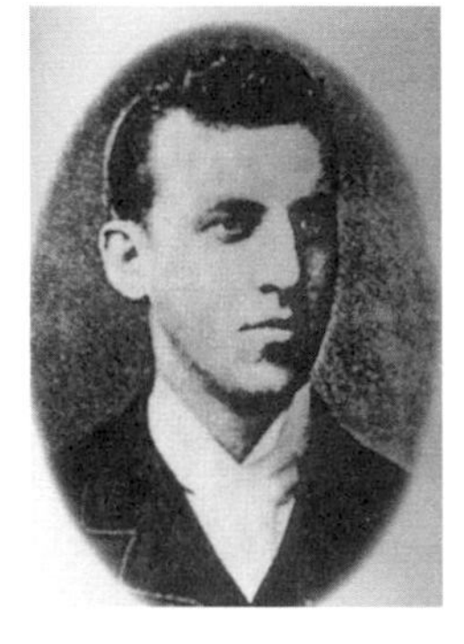

圖 3. 英年早逝的盧加閔（盧嘉敏）醫師。

上述的文獻都說宋忠堅師母（Dr. Elizabeth Christie）是「女醫師」，但很少資料可確實證實。她是當時台南神學院院長宋忠堅（Duncan Ferguson）牧師的夫人，於 1882 年來台。她若真的是醫師，該是台灣的第一位女醫師，1901 年時在台南去世。蘭大衛醫生（Dr. David Landsborough）1895 年時先來台南，1896 年去彰化附近視察，決定在彰化禮拜堂創設醫療所，後來發展為彰化基督教醫院。1908-1909 年回去新樓醫院暫代返回英國休假的馬雅各二世，1909 年又再回去彰化的醫館。

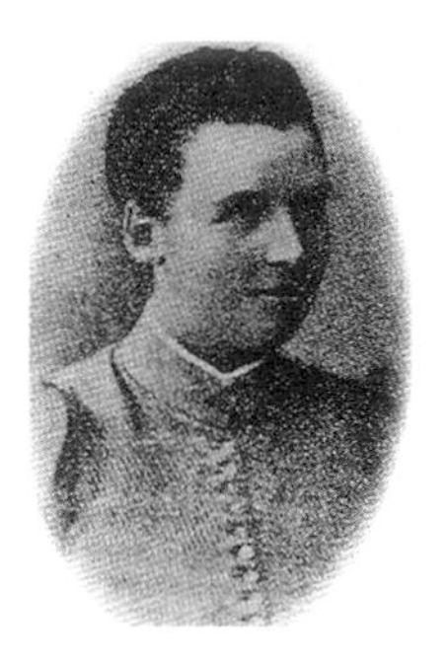

圖 4. 宋忠堅師母，台灣第一位女醫師。

戴仁壽醫生 1911 年先到台南工作，1919（或 1918）年返回英國。1923 年被徵召到台北，主持第一次世界大戰末期關閉的馬偕醫院的重建。他的生涯非常不平凡，對台灣有很多貢獻，尤其是對痲瘋病病人的照顧，我也曾介紹過他

（註 7）。本書會另闢專章（第一部第五章）討論他在台南的行醫生涯。戴仁壽醫生來台灣還跟馬雅各醫生有關，馬雅各醫生曾在倫敦訪談戴仁壽醫生，並推薦他到台灣服務。

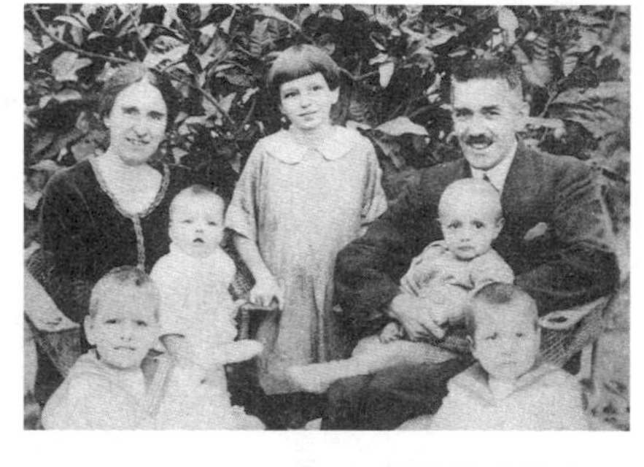

圖 5. 周惠燐（潾）一家人。

李約翰醫生（Dr. J. Llew Little）較特別，他先到台南新樓醫院服務，之後擔任過彰化基督教醫院及馬偕醫院的院長。甘饒（堯）理醫生在 1934 年 3 月先到台南新樓醫院，1936 年 11 月接任李約翰醫生的院長職位直到 1937 年 3 月。自此之後院長一職就由台灣本地人擔任。

南部中華帝國海關

由英國人管理的中華帝國海關（Imperial Chinese Maritime Customs Service）有醫官的制度，北部管轄淡水及基隆，南部管轄打狗及安平。南部的主要在打狗服務，兼管台南安平港，從紀錄上找到下頁表中的幾位（註 1）。

萬大衛醫生（Dr. David Manson）是來接替哥哥萬巴德醫生的職務。梅醫生（Dr. W. Wykeham Myers）曾開設過一期正式訓練西醫的教育課程，但他離開台灣後不知去哪裡了；1901 年曾來台灣探望生病的馬偕牧師。本書以後諸節中多少會討論他們以及他們的事蹟。

醫師	教會漢字譯名	在台南服務時間
Dr. Patrick Manson	萬巴德	1866-1871
Dr. David Manson	萬大衛	1871-1873
Dr. T. Rennie	連多馬	1873-1878（-1881?）
Dr. W. Wykeham Myers	梅醫生（教會）	1881（1878?）-1891（?）
	買威令（清廷）	

結語

以上共列出最少十九位歐美醫師，二次大戰前曾來台南服務，除了戴仁壽醫生出生於現今加拿大的紐芬蘭（Newfoundland）島之外，其他都是英國人。不過紐芬蘭島當時仍是英國的殖民地。除了戴仁壽及李約翰兩位醫生曾在北部工作外，其他都只在中南部工作。另外有四位南部的海關醫官主要服務於打狗港外，也兼管安平港，他們都曾在教會的醫館幫忙過，跟教會關係良好。可是目前的台南教會文獻中，有關海關醫官的紀錄很少。

雖然有不少人批評早期來台灣的歐美醫師其主要目的是為了傳教或為帝國主義服務，可是他們不但為當時的台灣人民提供醫療服務，更重要的是引進及促使台灣人民接受現代化醫學，建立現代化的醫院，使現代醫學在台灣生根。我認為早期歐美醫師的貢獻，不僅僅只在醫學方面，他們對台灣整體的現代化也非常重要。

謹謝新樓醫院及潘稀祺牧師的書提供的照片。

參考文獻

1. 朱真一（2007），《從醫界看早期台灣與歐美的交流（一）》，台北：望春風文化。
2. 朱真一（2007），〈二次大戰前來台服務過的歐美醫師〉，《台灣醫界》，50：197-204。
3. 潘稀祺（1998），《新樓情、舊相簿》，台南：新樓醫院。
4. 潘稀祺（打必里。大宇）（2004），《台灣醫療宣教之父——馬雅各醫生傳》，台南：新樓醫院。
5. 「賴永祥長老史料庫」，http://www.laijohn.com/ 用其搜尋欄放入要找的題目，很容易可找到有關文章。（2012.12.8）
6. 朱真一（2009），〈第一位來台灣服務的歐美醫師：Dr. James L. Maxwell（馬雅各）醫生〉，《台灣醫界》，52: 37-42。
7. 何錄滄（2006），〈安彼得醫生——我外公的老師〉，《台灣醫界》，49: 416-417。
8. 朱真一（2012），〈安彼得醫生府城及打狗 30 年生涯〉，《長榮大學學報》，16：67-75。
9. 朱真一（2008），〈Dr. George Gushue-Taylor（戴仁壽醫師）: 1. 生涯及對台灣的貢獻 & 2. 照顧台灣的痲瘋病人〉，《台灣醫界》，51: 267-271 & 358-362。

第二章

比馬雅各更早到南台灣的醫師及宣教師

誰是第一位？

上一章討論戰前曾來台南服務過的歐美醫師時，提到第一位來台灣的歐美醫師是馬雅各醫生。目前台灣的文獻中都同意，馬雅各醫生是來台灣的第一位歐美醫師，也是第一位基督教宣教師。但，有沒有比他更早來台灣的歐美醫師或宣教師呢？

為了想多方面瞭解及取得不同的觀點，我常尋找背景不同作者的書籍來看，很意外地發現，在伊能嘉矩撰寫的《台灣文化志》中提到美國人黑本（J.C. Hepburn）更早到台灣傳教。進一步查詢有關他的資料時更驚訝地發現他也是位醫師。另外從英文的文獻中，也發現一位德國宣教師郭實臘（Karl F.A. Gützlaff）更早也到過澎湖及安平散發教義書。早期的宣教師，大概也學些醫學並有醫療經驗，如馬偕牧師。郭實臘也一樣，有本書中說，郭實臘是航行船隻上的船醫，還說他可能在澳門行醫過。

順便一提，《歷史教我的醫學》一書中，說羅伯・莫理森（Robert Morrison）牧師（圖

1）於 1807 年來台（註 1），顯然是印錯了。莫理森是第一位到中國的宣教師，對醫學也有些貢獻，但他從未來過台灣。第一位前往中國的醫師宣教師則是伯嘉醫生（Dr. Peter Parker；1804-1888），他跟台灣也有密切關係，曾極力催促美國政府合併台灣。

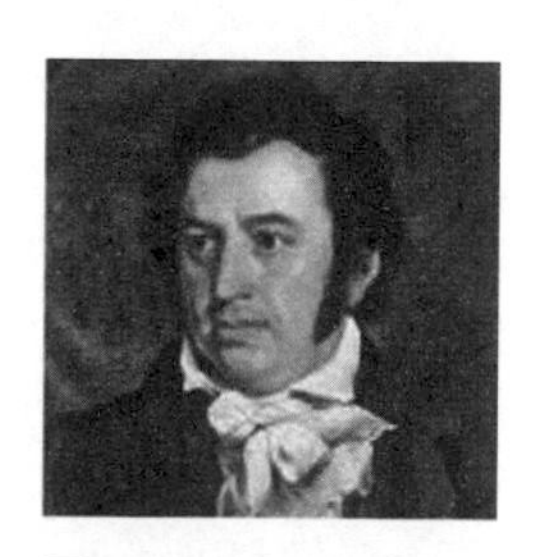

圖 1. 羅伯．莫理森牧師 1807 年到中國，是第一位到中國的基督教宣教師，對醫學也有貢獻。

看到這段歷史我有點吃驚，我們從小都不知道台灣有這段歷史。於是勤找資料，為文寫了幾篇有關伯嘉醫生的故事。更有趣的是，尋找文獻中，因此發現一些郭實臘的資料，後面的篇幅會討論。

伊能嘉矩的寫法

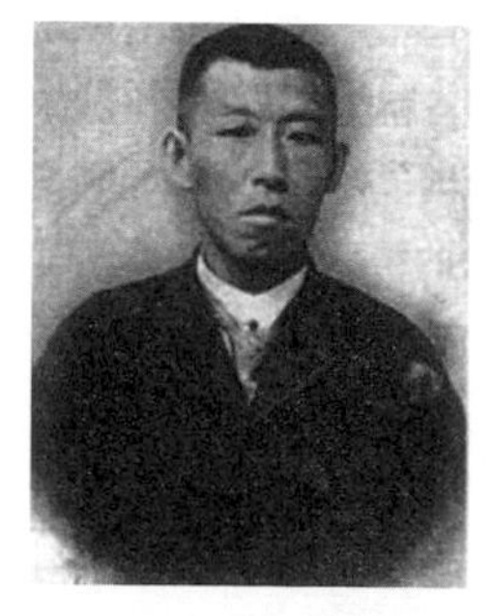

圖 2. 伊能嘉矩整理台灣的歷史文化貢獻良多。

伊能嘉矩（1867-1925；圖 2）於日本佔領台灣後，當年（1895 年）11 月就來台從事調查研究。他最大的貢獻是整理台灣的歷史文化，尤其對原住民有深入的研究。不少人一再提及他探求事實的謹嚴精神，他到各地進行田野調查，深入山地及窮鄉僻野。最後整理寫了《台灣文化志》（註 2），雖然在他死後才出版，但仍是台灣史的重要文獻之一。

根據中文翻譯的《台灣文化志》下卷第 13 篇第 6 章，談到外教之傳入，那章說「在台之期間雖甚短，而為外教傳道史上最初之一人，不可忘記其名者，為美國人黑本。」然後說他生於 1815 年，決心奉獻於海外傳教。1840 年先到泰國、新加坡，然後到廈門。「旋一度留駐於台灣之打狗港，但不幸因水土不服，家族六人中四人死亡，黑本夫妻亦感染惡性之瘧疾熱。」

伊能又在第十四篇第五章的〈台灣之拓殖與水土適應〉再度提到黑本，更明說 1846 年為傳道途次台灣駐在打狗港。因瘧疾停留未久，迫不得已而歸國。他於 1846 返回美國，後來又到日本三十多年，他最有名的事蹟是以日語的羅馬拼音法編輯日英語辭典。1911 年以 96 歲高齡逝世。

《台灣文化志》是伊能死後三年才出版（1928 年），他沒校對，當然可能會有錯誤；書中就沒提到黑本是醫師，而上述的那段記載還有其他錯誤。這本書有關歐美的部分遺漏很多，譬如這章談外教傳入，主要談甘為霖及馬偕而已。講得很不清楚，談較多對傳教之阻礙及壓迫，只稍提到馬雅各醫生在鳳山過。他雖然寫到黑本曾來台一事兩次，但我在台灣的其他文獻沒發現有人提過。目前所看到的英文傳記，黑本醫生在廈門的部分也沒提及他去過打狗或台南。倒是從其他各節各章的討論中，論及來台歐美人士常來往於打狗、安平、府城各地。

雖然沒找到台灣的文獻提到黑本牧師或醫師的故事，不過這一史實應多加探討，以伊能嘉矩治學的謹嚴態度，尤其黑本待在日本三十幾年，遺留在日本的資料應該不少，或許在日本留下的紀錄中，曾記載他來過台灣的打狗港。

下面談到的英文傳記是黑本死後由別人整理撰寫成的，不是自傳，因此有可能遺漏了他來過台灣的一段歷史。下段只略述根據目前能取得的資訊，1843-1846 年間的資料很少，以黑本的生涯以及他跟日本的關係，伊能也許有其根據。台灣的基督教教會人士主要來自英國及加拿大，母會保留的資料不會有黑本的部分。總之，他仍是值得探討的主題，希望有資料的人士不吝告知。

黑本（或譯合文、赫本、ヘボン、平文）的生涯（註 3-6）

黑本（James Curtis Hepburn，1815-1911）（圖 3）1815 年生於賓州，1831 年進普林斯頓大學就讀，畢業後立志習醫，再入賓州大學進修醫學，於 1836 年畢業。後來開業行醫，他對海外傳道抱有使命感，後來又認識了對海外傳教頗有興趣的 Clara Mary Leete（1818-1906），志同道合的兩人於 1840 年結婚。1841 年 3 月兩人從波士頓出發前往泰國傳教。7 月到達新加坡，在新加坡時，改傳教目的地為廈門。由於鴉片戰爭不能前往中國，留在新加坡工作，

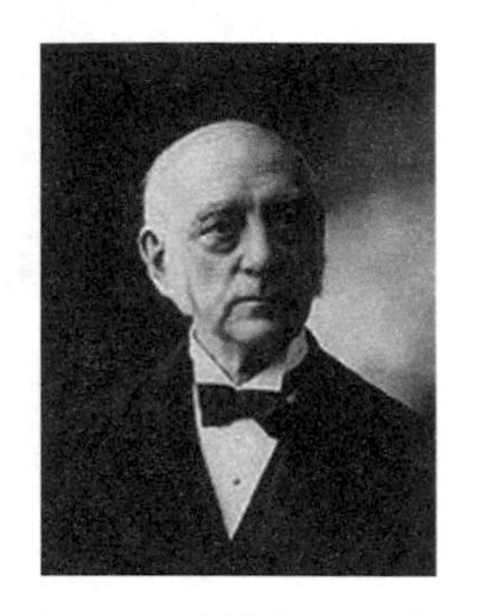

圖 3. 黑本醫師晚年的相片。

直到二年後的 1843 年 11 月，才終於抵達廈門。

我看過一篇文章說他以中文名「合文」來傳教（註 3）。但如同前面所言，目前在網路找得到的簡短報導都沒有提到他到台灣打狗港的事情。黑本是上述《台灣文化志》中文本的譯名（註 2），近來在網路資料上有人用赫本（註 3），還有其他不同的譯名（註 5）。

黑本醫生於 1846 年返美後，在紐約開業，1859 年 4 月又從紐約出發，於 10 月抵達神奈川海岸。在日本時，他以「ヘボン」或漢字「平文」為名。日本當時仍禁止外國人傳教，但可做醫療工作。他在行醫之餘同時也開始進行教育工作，1862 年移居橫濱，利用醫療所推展教育活動，他的夫人尤其熱心，成立了以後稱為ヘボン塾（平文塾）的私塾。這所私塾以後又搬回東京附近，跟其他機構聯合成立了明治大學前身的明治學院。順便一提，明治學院／大學有不少台灣教會人士就讀，跟台灣的另一層關聯。

1892 年秋天，在日本三十三年之後，黑本醫生才返回美國，1911 年以 96 歲高齡去世。他最為人知曉及留芳於世的事蹟，便是他編輯的辭典及日語的 Hepburn（平文）式拼音方法，他編輯的《和英語林集成》於 1867 年初版，是最早的日英辭典。另外，舊、新約全書的日文本翻譯，他也扮演了重要角色。

郭實臘（註 7-10）

德國宣教師郭實臘（Karl F.A. Gützlaff，德文用 Gützlaff，英文有人用 Charles 或 Karl Gutzlaff；1803-1851；圖 4），早期也曾用中文譯名郭士立。在 1830 年代，幾度到中國東海岸及鄰近島嶼探訪，書上說他想去中國各地散發教義書。1834 年，他在紐約出版了一本航海記，內容寫的是 1831、1832 年兩次到中國沿海航行探訪的經驗。1832 年還到過澎湖及安平。不過據說那本書錯誤不少，他裡面說台灣物產豐富及商務繁盛，強調中國官員靠壓抑統治。這本書可能影響了以後美國人或政府對台灣的企圖。

他顯然是個語文天才，從維基百科上關於郭實臘的小傳報導（註 7），1826 年荷蘭宣道會（Netherland Missionary Society）派他去印尼的爪哇島，他在那裡學會中文，後來又到新加坡及曼谷，曾將聖經翻譯成泰文。後來又到澳門及香港，出版中文雜誌及從事將聖經翻譯為中文的工作。1847 年與其他三人合作，包括前面曾提到第一位到中國的宣教師莫理森，完成中文聖經，他是最主要的貢獻者，據說這本聖經影響洪秀全頗多。

有一本書上提到他 1832 年的航行（註 8），他搭乘著 350 噸屬英國東印度公司的船 Lord

圖 4. 德國宣教師郭實臘，1830 年代曾多次到中國海岸探訪，1832 年還到過澎湖及安平，航海時兼當船醫。

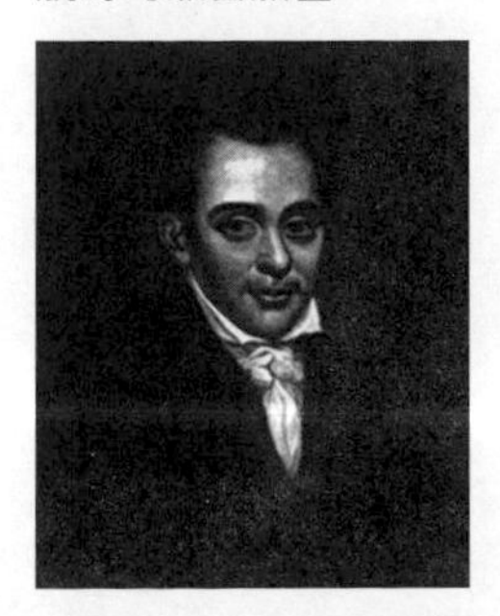

Amherst 號，在船上擔任翻譯官及外科醫師，可能曾經在澳門行醫。船上所帶貨品要測試中國海岸的市場需求。後來《中華叢刊》（*The Chinese Repository*）的編輯用郭實臘寫的日記來報導，說船曾到澎湖造訪，而且的確停泊過安平。

上述的書說從郭實臘書寫的語氣，無法得知他到底有沒有上岸。不過他到安平時，有漁夫上他的船，接受他送的教義書。他到各地分發的教義書，就是莫理森編譯的。書上還提及郭實臘發現台灣仍有些荷蘭人遺留下來的基督教傳教痕跡。不過由於找不到原書，不知為何有如此說法，他很可能上岸，不只是與漁夫在船上接觸而已。

維基百科上的郭實臘小傳（註 7），說他於 1831、1832、1833 三度（不只是上述他寫的書中所說的兩度）到中國海岸探訪，甚感奇怪，看該小傳參考文獻中果然列有一本書是於 2002 年出版，書名 *Journal of Three Voyages along the Coast of China in 1831, 1832 and 1833, with notices of Siam, Corea, and the Loo-Choo Islands*（Desert Island Books, Westcliff-on-Sea, 2002），看來的確列三次到中國海岸及附近，雖沒寫作者名，應該是他。很可能後來有人把他 1834 年寫的那本有關 1831 及 1832 的航行原書，再加上 1833 年航行日記的內容，於 2002

年出版此書。我尚未找到這本書，很想看看他如何書寫 1832 年他到澎湖及安平的情況。

其實他一定不只那三次，我在尋找上述第一位到中國的宣教師醫師伯嘉醫生的資料時，在另一本著作發現，1837 年 7 月，美商的 Morrison 號船，以尋找歐美船難人員為理由前往日本，不過主要目的還是想打開日本美國之間的貿易。出發時，郭實臘正搭乘另一艘船航行中，為了找他當翻譯，安排船先到琉球上岸造訪，郭實臘在琉球上船後，船才轉去日本（註10）。只是那船到日本後，仍遭到日本海岸砲台一再射擊，美船只好撤退打道回澳門。寫出這個小故事，可見他多采多姿的生涯及他的語言天才。

參考文獻

1. 江漢聲（2009），《歷史教我的醫學：16堂經典醫學史》，台北：原水，頁199。

2. 伊能嘉矩（1985），《台灣文化志》（中文三冊翻譯本），台北市：台灣省文獻委員會。

3. http://zh.wikipedia.org/zh/ 詹姆斯·柯蒂斯·赫本（2010.6.5）。

4. http://en.wikipedia.org/wiki/James_Curtis_Hepburn（2010.6.5）。

5. http://www.meijigakuin.ac.jp/guide/history_tw.html（2010.6.5）。

6. Griffis WE. (1913). *Hepburn of Japan, His wife and Helpmates.* Philadelphia: Westimister Press.

7. http://en.wikipedia.org/wiki/Karl_G%C3%BCtzlaff（2010.6.5）。

8. Carrington GW. (1978). *Foreigners in Formosa, 1841~1874*. San Francisco, Chinese Material Center.

9. 黃嘉謨（1966），《美國與台灣——1784至1895》，南港：中央研究院。

10. Gulik EV. (1973). *Parker and the Opening of China*. Harvard University Press, Cambridge.

11. 賴永祥，《教會史話》，「賴永祥史料庫」http://www.laijohn.com/ 用其搜尋欄放入要找的題目，很容易可找到有關文章。（2012.12.8）

12. 朱真一（2009），〈第一位來台灣服務的歐美醫師：Dr. James L. Maxwell（馬雅各）醫生〉，《台灣醫界》，52 : 37-42。

13. 潘稀祺（打必里。大宇）（2004），《台灣醫療宣教之父——馬雅各醫生傳》，台南：新樓醫院。

第三章

第一位到南台灣的歐美醫師：馬雅各醫生

大家公認第一位來台灣的醫師及宣教師是馬雅各醫生（圖1,2）。他於1865年5月來到台南，開始在台灣傳教與行醫。有關馬雅各的文獻不少，但一般較注重在宗教層面。馬雅各醫生雖是第一位來台灣正式行醫的西醫，可是在台灣醫界知道他的人並不多。

我曾在《台灣醫界》中撰文討論過他（註1）。因為沒有辦法找到第一手資料，那篇可說只是一份讀書報告，偏重於他在醫學界的貢獻及影響。雖然我在不少的基督教、醫學甚至一般雜誌（如《光華雜誌》）看過好幾篇撰寫馬雅各醫生的文章，不過這些文章工夫都下得不深。考證最嚴格、引用文獻最詳細的是賴永祥教授著作的《教會史話》，以及他的史料庫的文獻（註2）。

本文主要依據我發表於《台灣醫界》的拙作（註1）改寫及修正，參考賴永祥教授的史料庫（註2）、馬雅各醫生傳（註3）、顏振聲用羅馬拼音字撰寫，由杜聰明翻譯的〈南部教會醫療史〉（註4），以及文中提到各文獻補正，若資訊不同會加以說明。這裡的討論比較注重他跟台南及醫療的關聯。

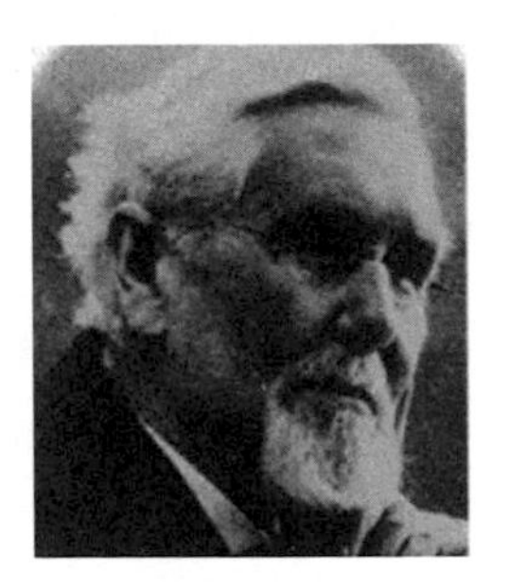

圖 1. 馬雅各醫生

更早來台的宗教界歐美人士

上章談的伊能嘉矩《台灣文化志》中提到美國醫療宣教師黑本可能更早到台灣傳教行醫，不過找不到任何其他記載或證據確實證明他曾來過打狗。也提到外國文獻中提及一位德國宣教師郭實臘更早來過澎湖及安平。台灣的文獻則很少人提過郭實臘來過台灣。或許他隨船到過澎湖及台南發放教義書，但沒停留多久，所以他應該沒在台灣行醫過。

美國醫療宣教師伯嘉醫生於 1830 年代到中國，用醫療幫忙傳教有傑出效果。1840 年代伯嘉醫生因為鴉片戰爭離開中國，去歐美各地宣揚他自身的經驗。他的宣揚影響不小，不少醫療宣教師接著來亞洲，馬雅各就是其中一位。伯嘉醫生跟台灣有密切關係，請看拙文（註 5）。

雖說馬雅各醫生是十九世紀第一位來台灣的基督教宣教師，但比他早幾年（1859 年），天主教在南部有兩位道明會人士郭德剛（Fernado Sainz）及洪保祿（Angel Bofurull）神父，卻比馬雅各先來到高雄地區。至於有否提供醫療服務則不得而知。

當中國開放港口後，英國長老教會的海外宣道會在廈門的杜嘉德牧師（Rev. Carstairs Douglas; 1830-1877）及汕頭的金輔爾牧師

（H.L. Mackenzie），於 1860 年 9 月前往北部的淡水及艋舺地區調查及試探傳教的可能性。他們發現 Holo（福老）話在台灣也通行，因而建議英國母會派人到台灣開拓，把台灣劃入宣教區。之後宣道會便公開徵求願意到台灣擔任宣教師的人。

沒找到文獻在馬雅各之前有其他歐美人士來台行醫，目前仍應該稱馬雅各醫生是來台灣的第一位歐美醫師及第一位基督教宣教師，也是第一位打算長期來台灣傳教者。杜嘉德牧師曾於 1864 及 1865 年兩度陪馬雅各醫生來台。

馬雅各來台灣前的生涯 （註 1-4）

馬雅各醫生，蘇格蘭人，生於 1836 年 3 月 18 日，他畢業於愛丁堡（Edinburgh）大學醫學院，也曾到柏林及巴黎進修，學成後在英國的伯明罕總醫院（Birmingham General Hospital）服務。後來他向海外宣道會申請，自願前往台灣擔任醫學宣教師。於是辭去伯明罕總醫院醫生的職位，於 1863 年 8 月與杜嘉德牧師，自英國搭乘 Polonaise 號輪船，經過將近一百四十天的航行，於 12 月 4 日安全抵達上海。短暫停留後，1864 年 1 月 2 日到廈門。他在廈門除了積極地學習台灣也通用的廈門話外，同時也在廈門參與當地的醫療傳道工作。

1864 年 10 月 5 日，為了考察將來的宣教

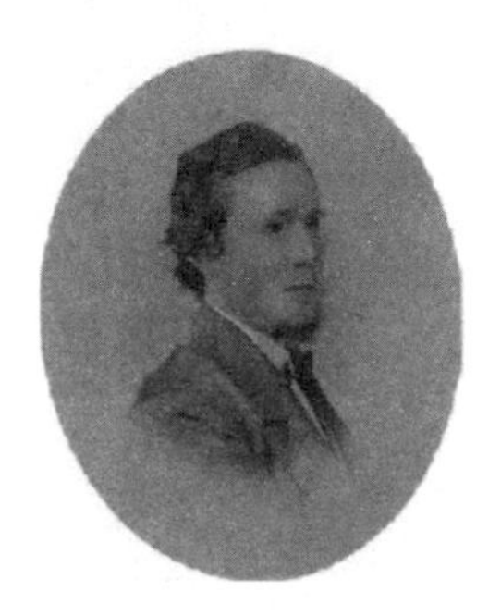
圖 2. 年輕時的馬雅各醫生，照片年代不詳。

區，杜嘉德牧師及馬雅各醫生在僕人吳文水及兩位廈門信徒陪同下，搭乘帆船 Chusan 號抵達打狗。先在附近觀察了一星期，也體驗了前述於 1859 年捲土重來的兩位天主教神父的艱苦。他們先步行到台灣府（台南），在城裡住了一星期後回打狗，也到了埤頭（鳳山）住一天。30 日返抵廈門。經過半年多的籌備，馬雅各醫生於 1865 年 5 月，正式前往台南，開始在台灣傳教與行醫的歷程。

馬雅各醫生志願前來台灣的事蹟，民視電台的《台灣演義》於 2009 年 11 月 29 日播出〈台灣演義－西方醫學在台灣〉，之後還上傳 YouTube。節目在報導有關馬雅各醫生的事蹟時，影片的旁白說了一段非常有疑問的「史實」。旁白說因為太平天國叛軍在漳州作亂，廈門的傳教工作不得不暫停，所以馬雅各醫師轉往台灣。如上所說，英國的長老教會為了到台灣宣教，早就做了不少準備工作，並不是因為戰亂才來台南。較詳細的根據請看下一章的討論，會說明這個節目的誤會處。

馬雅各到台南

馬雅各醫生自廈門乘船，於 1865 年 5 月 28 日（或 29 日）抵達打狗的旗後（今高雄旗津港）上岸。因為要以醫療來幫忙傳教，助手中也包括有受過一些醫學訓練的黃嘉智。大部分文獻說他們徒步走到台南，但也有說從打狗「他們仍以航海的方式抵達府城」的說法（註3）。以前談過顏振聲甚至說 1865 年 5 月 28 日從廈門直接到安平登陸（註 4），這是誤會，我上面提到的拙著曾考證過（註 1）。

更莫名其妙地，《歷史教我的醫學》書中說馬雅各 1864 年 10 月 28 日登陸旗後（旗津）（註 6），年份不對月份也有差。作者列出的參考資料中沒有一本如此寫，顯然他抄錯了而不知，錯把馬雅各第一次於 1864 年 10 月 5 日出發來台探查的年月（1864 年 10 月）與正式 1865 年 5 月到達旗後的 28 日混用，變成 1864 年 10 月 28 日為正式登陸台灣，來台灣傳教行醫。

江漢聲在《成大醫訊》2010 年第 21 卷第 2 期寫一文〈從馬雅各、新樓醫院談烏腳病地區的膀胱癌我和台南醫學史〉(註 7)，對我的質疑回應如下：

「本人覺得有必要說明事實經過，俾釐清始末真相。本人在書中所引用的是該篇第一個參考資料，由陳順勝醫師所寫的一篇論著《台灣早期基督宗教對醫學教育與醫療之影響》。茲把引用之該段全文再敘述如下：

1863 年 8 月初馬醫生受派為英國長老教會海

外宣教師並隨杜嘉德牧師搭船抵香港，翌年到廈門，積極學習語言。1864 年 10 月 5 日馬醫生與杜嘉德牧師搭船到台灣，在打狗上陸，在台灣逗留三禮拜觀察了解，曾到台灣府（台南）、埤頭（鳳山），留下很深的印象回到廈門，積極籌備台灣的醫療傳道事工。一行八人於 28 日從旗後上陸。是日為台灣基督長老教會設教的紀念日，亦是英國母會在台灣宣教的紀念日。」

江副校長（現任校長）的回應更是值得討論，這就是會有如此錯誤的樣版。（註 8）

1. 馬馬虎虎：找到陳順勝醫師那文，江副校長上面的解釋並沒說陳教授該文，一處提到 1865 年 5 月「馬雅各醫師來台宣教及醫療」，另一處 1865 年「馬雅各醫師來台啟開了台灣西洋醫學」。顯然沒好好看，馬虎地引用別人文章的片段及無邏輯推理的結果。
2. 無邏輯的推理：上述引用陳順勝那段，陳教授文的確不幸地漏了一句「1865 年 5 月」於「一行八人」前。不知江副校長為什麼由此可推論創造出「馬雅各於 1864 年 10 月 28 日登陸旗後」。馬雅各於 1864 年 10 月 5 日到打狗，逗留三禮拜，所以應約於 10 月 26 日離台回廈門，那時代的船程，從上章的討論約兩天，那段又說「回到廈門，積極籌備台灣的醫療傳道事工。…及一行八人」，回到廈門最早10月28日，回去後又要積極籌備，怎可能1864年的10月28日，又再回到台灣？只要簡單地想想就知道絕不可能，沒邏輯的推理。

3. 諉過於他人：該段又說「由於陳醫師和其參考賴永祥教授的資料都是台灣早期醫學史的權威，故本人未再閱應證其他資料。」不知為何拖賴永祥教授進他自己的錯誤。賴教授考證詳盡，從未如此寫過。其實下一章的討論，賴教授有一文說明馬雅各等1864年的10月28日回到廈門。沒詳細查證就諉過於他人的心態。
4. 沒讀自己列出的參考文獻：江書該章後面列出的參考資料至少有四文或書，都列有正確日期，顯然他根本沒看他自己列的參考資料。

府城遇挫撤退到高雄

到府城後，打狗海關的長官William Maxwell好意幫忙，租到看西街亭仔腳的一間房子（圖3），於當年6月16日開始先講道再看病配藥。屋前落當佈道所，後落當醫館及藥局，這是台灣第一家西醫診所。1865年6月16日這一天也因此成為英國長老教會日後的「在台設教紀念日」，應該也可說是開啟台灣現代醫學的紀念日。

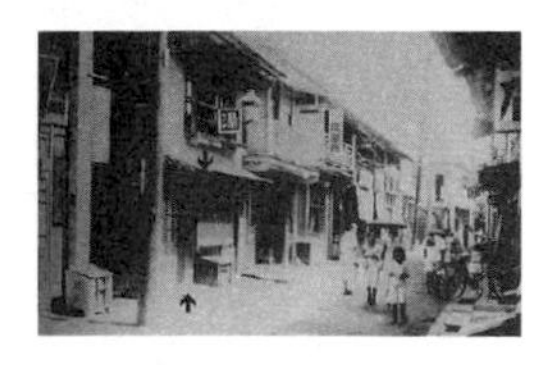

圖 3.1885 年在府城看西街亭仔腳找到的第一個房子（箭頭所指處），充做佈道所及醫館。

不過，除了當時台灣人民的仇外心理外，也因為他醫療服務的成功，引起本地中醫們的嫉妒，鄰里巷弄間傳出了馬雅各醫生殺人藏屍及取心挖眼做藥等種種的謠言，遂發生憤怒群眾威脅攻擊馬雅各醫生一行人的事件。7 月 9 日（星期日），民眾包圍醫館兼佈道所，揚言要拆毀醫館。領事郇和（Robert Swinhoe）跟清廷政府交涉無效，官員根本無意處理暴亂。而且清廷非但不幫忙阻撓暴亂，反而是請馬雅各醫生一行人離開台南以息眾怒。馬醫生無奈之餘只能關閉傳道所兼診所，暫退去鳳山縣的打狗（高雄），那裡有英國領事常駐，也有些進口鴉片或出口樟腦的洋商們。關於早期台灣民眾與現代醫學的衝突，有不少文章討論，賴永祥的文章在其史料庫中，可容易地找到資訊（註 2）；另外《教案—清季台灣的傳教與外交》一書中也有不少討論（註 9）。

在高雄地區的醫療傳道

馬雅各醫生在旗後先租一屋居住，星期日為幾位外籍人士舉行禮拜，其他時間就為當地住民治療疾病。透過醫療，他逐漸獲得民眾的心。9 月 19 日杜嘉德牧師離台回去廈門。馬雅各自此更一人身兼兩職，是醫生也是傳道者。不過馬雅各是宣教師，不是牧師，有本書把他冠上牧師的職銜（註 9），可能是誤會。我沒看過他後來回英國後再進神學院就讀的紀錄。

1865 年 12 月，馬雅各醫生在旗後租到一座兩進的厝。次年 6 月，馬雅各醫生將其所租之地改建成禮拜堂，這是長老教會在台灣建築的第一間禮拜堂。廈門的 Swanson 牧師 7 月來幫忙五星期，並於 8 月 12 日舉行第一次的聖禮典；賴永祥有篇文章對此房子及禮拜堂有較詳細的討論（註 3）。

在打狗旗後時，病人數量增加得很快，到 1866 年 9 月，馬雅各醫生在旗後又另外開設了一所可容納八名住院患者的醫館，俗稱打狗醫館或旗後醫館。這應該是台灣的第一所西醫醫院（圖 4），吸引了高雄、屏東，甚至遠達澎湖的病人前往就醫。

除了醫務外，馬雅各醫生也進行宣教及主持星期日的禮拜，他的醫療傳道很有進展，信徒人數很快地增加，以至於 1867 年 7 月又再開設了另一間禮拜堂。1867 年 12 月 13 日李庥（Hugh Ritchie）牧師夫婦抵達台灣協助馬醫生，他也安排了 1866 年時曾來打狗的海關醫官萬巴德醫生幫忙照顧旗後的醫館，才得以於 1868 年 3 月到香港與未婚妻 Miss Mary Anne Goodall 結婚。

馬雅各醫生不在台灣的期間，嚴重的「埤頭迫害事件」於 1868 年 4 月發生，甚至有位信徒因而死亡。同時再加上樟腦紛爭，同年 12 月

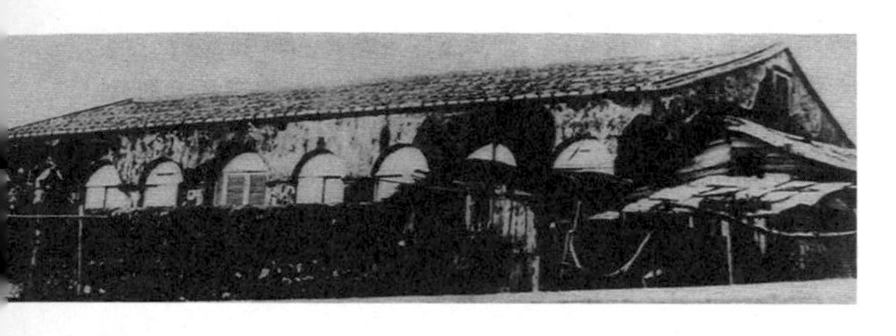

圖 4. 在打狗的台灣第一家西醫醫院。

初英國靠著強大武力，發動砲艦佔領台灣府的安平港與砲台，迫使清廷接受和約之條款，賠償教會以及保障基督教的傳教自由。馬雅各醫生看到重返台灣府城的機會，把打狗及埤頭的宣教工作移交給李庥牧師，打狗醫館則請萬巴德醫生照料（白尚德的書裡說，萬巴德醫生照料台南的醫館是誤會）（註 10），於 1868 年 12 月 26 日由海路搭船從安平登陸重返台南。

重返台南建立醫療

1869 年 1 月，馬雅各醫生在二老口街（現今台南啟聰學校博愛堂附近）租到許厝，開設醫館與禮拜堂。根據討論教案那本書中所言（註 9），之所以選擇二老口街，可能是因為那房子緊鄰英國領事館，而英國領事館對面就是知府衙門。此次重返府城的馬醫生，語言更為流利，再加上醫療服務的好名聲早已遠播，醫療及傳道工作都有顯著進展。

這棟在二老口街租的大厝，前進作為禮拜堂、中段為診療看病之醫館、後進作為宿舍，後來教會稱之為「舊樓醫館」，民間仍稱之為「許厝」。大概是因為後來另擇地點蓋了新的「新樓醫館」（圖 5），原來的醫館也就被稱為舊樓。從有些文獻看來，「舊樓醫館」繼續與新醫館並存了好一段時間，本單元第一章曾提到的宋忠堅師母曾有意將舊樓改成婦女專門醫館，並未成功。但不知舊樓的醫療服務工作何時何故停止。

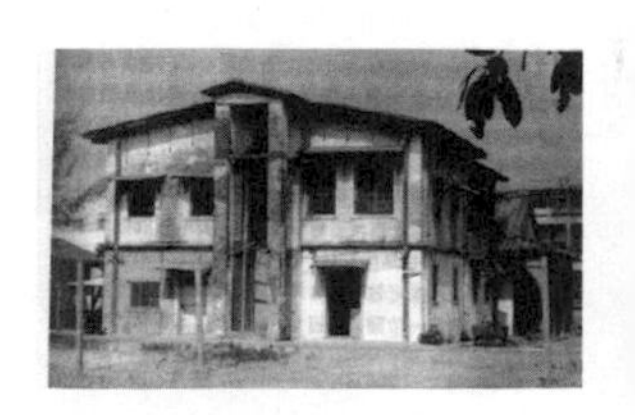

圖 5. 台灣首先裝置手搖升降機的新樓醫院。

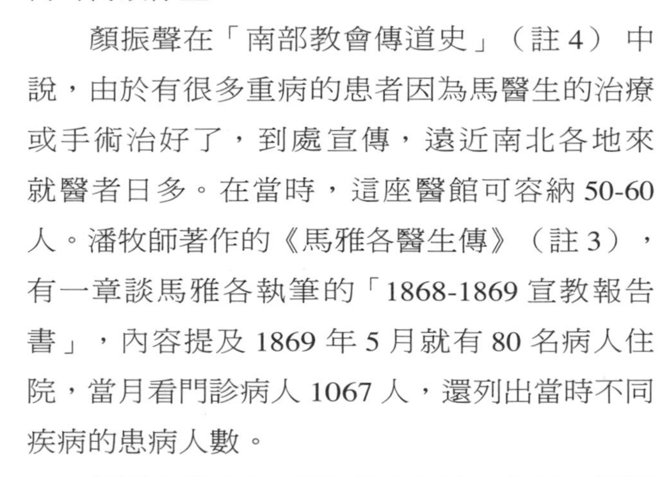

顏振聲在「南部教會傳道史」（註 4）中說，由於有很多重病的患者因為馬醫生的治療或手術治好了，到處宣傳，遠近南北各地來就醫者日多。在當時，這座醫館可容納 50-60 人。潘牧師著作的《馬雅各醫生傳》（註 3），有一章談馬雅各執筆的「1868-1869 宣教報告書」，內容提及 1869 年 5 月就有 80 名病人住院，當月看門診病人 1067 人，還列出當時不同疾病的患病人數。

馬雅各醫生除了醫療及宣教工作外，還訓練培養傳道及醫務人才，推行台灣的羅馬拼音字（白話字），並翻譯聖經，對台灣貢獻很大。關於這個部分的事蹟，在稍後〈南台灣的歐美醫師對台灣語言的貢獻〉單元有更詳細的討論。

平埔族及原住民

1865 年 11 月，馬雅各醫生與台灣府海關的朋友必麒麟先生（William A. Pickering）前往台南東北山區（現今新市、崗仔林一帶）拜訪西拉雅（Siraya）平埔族人。此舉開啟日後與平埔族人多方接觸的開始，並且因此而有很好的傳教結果。下面會討論，這與他提供的好醫療有關。必麒麟的書中有一章詳細描述了這次的旅行（註 11）。我在本單元第八章也會更詳細地描述此次旅行。這裡只是扼要地簡述這次的旅行。

必麒麟和馬雅各兩人，帶著僕人和苦力背負糧食、藥品走進山區。他們稱自己為「番人」，而當地又有不少荷蘭佔據時代就有的村莊，因此兩百年後的平埔族人仍認為他們是「紅毛親戚」，熱情地款待。馬醫生為生病的人診治更受到熱烈歡迎，鄰近村社都邀請他們去行醫傳道。他用中國話（那時指 Holo 話）講道，除了與原住民有接觸之外，一次前往附近村莊時也曾經過一客家庄南庄。

當時排灣族在另一個村莊，聽到馬醫生來的消息，特地派人請馬醫生治療頭目的疾病。因為排灣族的住屋，有些用頭蓋骨及辮子來裝飾（註 11），因此這一次原住民區的旅行，使馬醫生對平埔族留下深刻印象，感受到他們接納、友好及歡迎之意，使他日後積極向平埔族及「生番」（排灣族原住民）傳教。

另外在潘稀祺的《馬雅各醫生傳》中（註 3），提到在香港的一個英國人 John Thomson 於 1871 年跟馬雅各一同去平埔族區訪問，這次訪問的文章及照片，刊登於他的著作 *Through*

China with Camera 一書中，但我沒有找到這本書。書中提到那時馬雅各醫生自己正在病中，還堅持去醫療傳教，由此即可說明為何他能如此成功地與原住民建立友好關係。不但附近的西拉雅，更北部的洪雅（Hoanya）平埔族，他的好名聲甚至傳到中部巴宰族（Pazeh），主要仍是因為醫術好而較容易與各平埔族及原住民接觸。

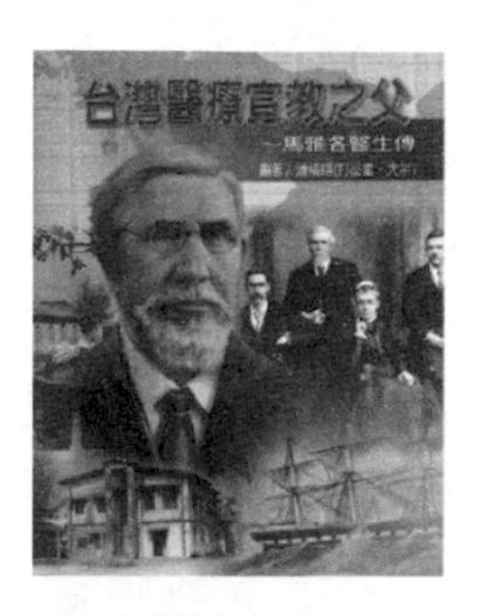

圖 6. 潘稀祺（打必里。大宇）著，《台灣醫療宣教之父——馬雅各醫生傳》。

另一個跟原住民有關的典故必須一提，他去平埔族地區時，看到用羅馬拼音的荷蘭時代平埔族語言書寫的契約。啟發了他用羅馬拼音字來寫聖經的想法，對提倡台灣語文發展很有貢獻。關於這方面的事蹟，另有單元詳細討論，在此不多說。

馬雅各醫生的醫學貢獻

前面談到馬雅各醫生 1866 年 6 月在看西街開始傳道及施醫，顏振聲、賴永祥、白尚德及其他人所撰著述都說是因為他醫術高明，加上沒有向患者收取費用，效果又顯著（註 3,4,10），所以不到十天，醫館就門庭若市，就醫者每日達五十人以上。不過他成功的醫療服務，似乎造成了反效果，引起嫉妒而導致群眾暴亂。

另外，必麒麟的書中也記述：「馬雅各醫生使用奎寧及在白內障和切除腎結石手術上所完成的神奇治療，不久就從全島各地吸引無數的病人來。」（註 11）他還說馬醫生是傑出的外科醫生，求助於他的病人也有眼疾、難產等各式各樣的病症，常是四處求醫無效時，才轉而求助於馬雅各醫生。

陪同馬雅各前往原住民所在地區的必麒麟，對馬雅各的醫術印象深刻，他在自己的書上說，與馬雅各醫生同行，很受原住民的歡迎。他治療原住民的瘧疾、熱病及眼疾，可說像奇蹟一樣（註 11）。他這些顯著的成就，還有一個重要因素：他的醫療隊伍中有一位平埔族婦女，這名婦女同時又可擔任她故鄉跟教會及馬雅各之間的聯繫（註 3）。

因為醫術好，馬雅各醫生得以接觸西拉雅、洪雅、巴宰等各地原住民，譬如 1870 年大社（台中豐員附近），二位青年受雇於必麒麟，傳遞信件前往府城。必麒麟帶他們參觀醫館，因而得知馬醫生醫術高明。同年烏牛欄社頭目開山武干打獵時受傷，慕馬醫生之名前往府城就醫，開啟了中部平埔族醫療傳道的契機。

另外這裡也必須提到，在英國出版的教會文獻中，馬醫生對英國輸出鴉片到台灣頗有批評，他的診所及醫館還招募鴉片上癮者前來治療戒毒。在這份文獻有一處提到五個月間，他幫 250 人戒毒，還特別說有一半的上癮者成功地戒除了毒癮（註 3）。他反對鴉片這件事在當時是很有勇氣的作為，在打狗及府城有為數不少的外商經營鴉片買賣，他反對吸鴉片使得外商的利益受損，惹得外商很不高興。

醫學神技

賴永祥的《教會史話》有兩節談論馬雅各的醫學神技。首先引用了必麒麟的著作，說明原住民眼中的神奇治療。另外有一節談到馬雅各醫生剖腹取嬰的故事，刊登於1921年府城的一份小報上，以「名醫神技」一文刊出。潘稀祺的馬雅各醫生傳，還刊出該小報的全文（註3）。

「名醫神技」大概是作者幼時聽來的故事。此文大略說某婦人滿月臨盆難產，請老馬醫生診治，診斷胎兒不在子宮，非剖腹不可，老馬醫生於是執刀，從左腹剖開，抱出嬰孩，復將腹皮綻合，結果母子均獲安全。每二至三年如此再剖腹兩次。文中說老馬醫生之醫術「技亦神已」，按照此文的描述，在醫學上並不可能。不過該文有下列評馬雅各醫生的話：「醫術精妙，有聲於時，婦孺咸知其名。」「老馬醫生醫德優良，不論貧富，延請立至。」可見當時府城人心目中之馬醫生（註3）。

結語

以上介紹第一位來到南台灣的馬雅各醫

生，在台灣初期的醫療工作及貢獻。除了對台灣人民提供醫療服務外，最重要的是他引進了現代醫學，並促使台灣人民接受現代醫學，現代醫學得以在台灣生根，馬雅各醫生的努力功不可沒。他對台灣醫學教育、宗教及語言方面也有深刻的影響，即便是他離開台灣，教會仍能繼他之後持續提供醫療服務，促使台灣醫學現代化繼續發展。

當然，日後有更多的醫師來台，1871 年底因為馬雅各夫人生病及懷孕，他們夫婦分別離開台灣返回英國。1883 年 12 月至 1885 年 4 月間再來台短期停留。他開啟的醫療及宣教工作依然有人繼續接棒，在他之後的醫療宣教師、「新樓醫館」的建立，及其他醫學典故，值得之後再多多討論。

非常感謝賴永祥教授、潘稀祺及台南新樓醫院出版的《台灣醫療宣教之父——馬雅各醫生傳》，提供許多資料及圖片。還有廈門大學的 Professor William Brown 教授及譚朱春惠女士幫忙找文獻。

參考文獻

1. 朱真一（2009），〈第一位來台灣服務的歐美醫師：Dr. James L. Maxwell（馬雅各）醫生〉，《台灣醫界》，52 : 37-42。
2. 「賴永祥史料庫」http://www.laijohn.com/ 用其搜尋欄放入要找的題目，很容易可找到有關文章。（2012.12.8）
3. 潘稀祺（打必里。大宇）（2004），《台灣醫療宣教之父——馬雅各醫生傳》，台南：新樓醫院。
4. 杜聰明（1963），〈台灣基督教會醫學史〉，《台灣醫學會雜誌》，62:179-196。
5. 朱真一（2010），〈伯嘉醫生（Dr. Peter Parker）催促美國合併台灣〉，《台灣醫界》，53 : 492-496。
6. 江漢聲（2009），《歷史教我的醫學——16 堂經典醫學史》，台北：原水。
7. 江漢聲（2010），〈從馬雅各、新樓醫院談烏腳病地區的膀胱癌我和台南醫學史〉，《成大醫訊》，21（2）：77-79。
8. 朱真一（2010），〈再談馬雅各醫生來台日期〉，《成大醫訊》，21（2）：80。
9. 蔡蔚群（2000），《教案——清季台灣的傳教與外交》，蘆洲市：博揚文化。
10. 白尚德（鄭順德譯）（2004），《英國長老教會宣教師與台灣原住民族的接觸：1865-1940》，台北市：順益原住民博物館。
11. Pickering WA. (1898). Pioneering in Formosa: Recollection of adventures among Mandarins, Wreckers, & Head-Hunting Savages. London: Hurst and Blackett Limited, 98-11.

第四章

從〈西方醫學在台灣〉節目談正視正確的台南醫學史

民視新聞台的《台灣演義》，於 2009 年 11 月 29 日播出〈台灣演義：西方醫學在台灣〉，並於播出後，還上傳到 You Tube 上供網友閱覽。這個節目報導了不少珍貴的醫學史，像上了一門課，非常值得大家一再溫習。不過，歷史也跟醫學及科學一樣，必須基於證據（evidence based），而且應該力求正確。

這個節目內容中出現了一些遺漏、錯誤及有疑問處，我覺得應該指出來，避免造成更多誤解。這裡主要探討該節目內容中與台南有關的部分，特別是馬雅各來台南是否與太平天國有關，以及其他跟台南有關的誤會報導。

不少誤會處

首先，節目中所說蘭大衛醫生（圖 1 上）是第二位來台的醫療宣教師，及蘭大衛醫生 1895 年來台時，先在台南跟馬雅各醫生訓練一年，與史實不符合。從前面本單元第一章所列出的表就知道，蘭大衛之前最少還有七位醫學宣教師來過。1885 年馬雅各早就已回英國，不曾再來台灣，他絕不可能於十年後的 1895-1896 年，在台南訓練蘭大衛。

這個節目主要討論早期基督教醫療宣教師，其實，英國人管理的中華帝國海關的醫官如萬巴德醫生等最少有十一位，他們對台灣現代醫學也貢獻良多。

影片討論肺吸蟲症的內容中，淡水中學校史館館長談發現肺吸蟲症（節目用肺蛭蟲症）也有一些錯誤，如他在節目中說由馬偕診治解剖，偕醫館發現肺吸蟲症等，甚至說「他（馬偕）知道呼吸器官致命，所以解剖發現肺部有『水蛭』。」把肺吸蟲說成「水蛭」在肺內是很離譜的，這在醫學及生物學上都不可能。我在 2010 年 3 月號的《健康世界》上發表一篇文章：〈從「西方醫學在台灣」節目談正確的歷史及肺吸蟲症的發現〉（註 1），已討論過。馬偕以及偕醫館跟肺吸蟲症的發現實際上完全無關，較詳細的請看拙著（註 2）、上述《健康世界》三月號拙文（註 1）、《台灣文獻》2010 年拙文（註 3）以及第四部第一章的「肺吸蟲症與台南」。

節目中其他跟台南有關的誤會

影片中一位牧師說台南是大海港，馬偕牧

師（圖 1 下）本想在台南傳教，因為已有英國來的牧師，所以有人就帶他去打狗，又因為那裡也有牧師而轉往北部。根據歷史文獻記載，馬偕在高雄上岸後，先在那裡學了三個多月台灣語言及生活方式後，從高雄搭船，在台南只稍作停留，在府城服務的德馬太醫生上船，跟馬偕一起於兩天後到淡水，剛來台那年，馬偕並沒有住過台南（註 4）。

另外，像 1880 年代馬雅各醫生安排送來的第一部活字印刷機，影片中說用來印聖經。那部印刷機其實相當簡陋，可印些像《台灣府城教會報》（圖 2）或教義小冊子。據我所知，聖經、字典或醫學等類別的書籍，最少到了日據時代中期，都還是在英國、中國或日本刊印。我也打電話請教對教會歷史最有研究的賴永祥教授，他說台灣在二次世界大戰後才開始刊印聖經。所以那部印刷機，應該並非如影片中所說可用來印聖經。而以羅馬拼音字書寫刊印的《台灣府城教會報》，是台灣歷史上非常有意義的刊物，以後會在〈南台灣的歐美醫師對台灣語言的貢獻〉那一章再討論。

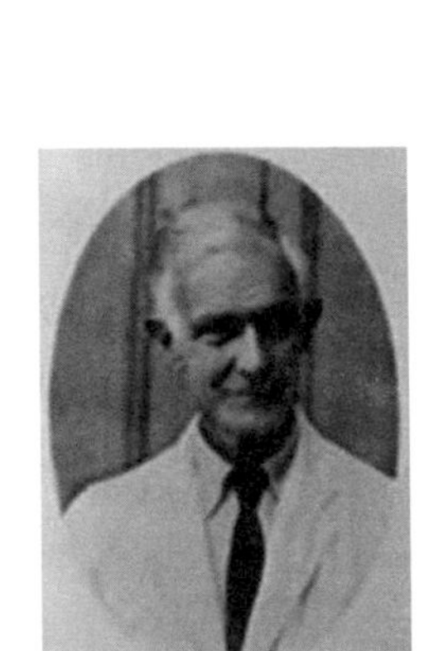

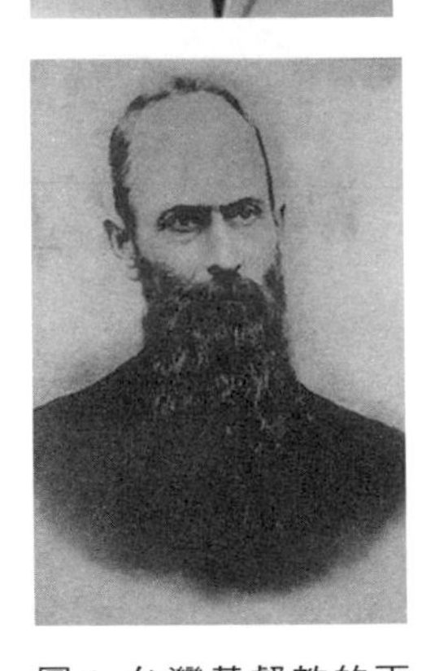

圖 1. 台灣基督教的兩位宣教師，蘭大衛醫生及馬偕牧師；各代表中、北部最重要的現代醫療拓荒者。

馬雅各來台的準備（註 4,5）

台灣現代醫學從 1865 年馬雅各醫生到台南開始，影片裡有很好的報導，可是旁白內容有一非常有疑問之處。旁白說馬雅各醫生因為太平天國的軍隊在漳州作亂，廈門的傳教工作不得不暫停，所以才來台灣。這一說法站不住腳。英國的長老教會，為了到台灣宣教早就做了不少準備工作，並不是因為戰亂才來台南。

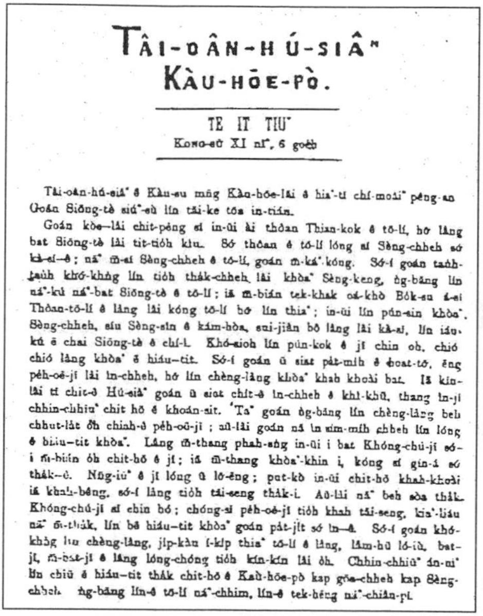

TÂI-OÂN-HÚ-SIÂⁿ
KÀU-HŌE-PÒ.

TE IT TIUⁿ
Kong-sū XI nîⁿ, 6 goe̍h

Tâi-oân-hú-siâⁿ ê Kàu-su mn̄g Kàu-hōe-lāi ê hiaⁿ-tī chí-moāi pêng-an. Goán Siōng-tè siúⁿ-sù lín tāi-ke tōa in-tián.

Goán kòe-lâi chit-pêng sī in-ūi ài thoân Thian-kok ê tō-lí, hō͘ lâng bat Siōng-tè lâi tit-tio̍h kiù. Só͘ thoân ê tō-lí lóng sī Sèng-chheh só͘ kà-sī--ê; nā m̄-sī Sèng-chheh ê tō-lí, goán m̄-káⁿ kóng. Só͘-í goán ta̍uh-ta̍uh khó͘-khǹg lín tio̍h tha̍k-chheh lâi khòaⁿ Sèng-keng, ǹg-bāng lín ná-kú ná-bat Siōng-tè ê tō-lí; iā m̄-bián tek-khak oá-khò Bo̍k-su á-sī Thoân-tō-lí ê lâng lâi kóng tō-lí hō͘ lín thiaⁿ; in-ūi lín pún-sin khòaⁿ Sèng-chheh, siū Sèng-sîn ê kám-hòa, sui-jiân bô lâng lâi kà-sī, lín iáu-kú ē chai Siōng-tè ê chí-ì. Khó-sioh lín pún-kok ê jī chin oh, chió-chió lâng khòaⁿ ē hiáu--tit. Só͘-í goán ū siat pa̍t-mih ê hoat-tō͘, ēng pe̍h-ōe-jī lâi ìn-chheh, hō͘ lín chèng-lâng khòaⁿ khah khoài bat. Iā kīn-lâi tī chit-ê Hú-siâⁿ goán ū siat chi̍t-ê ìn-chheh ê khì-kū, thang ìn-jī chhin-chhiūⁿ chit hō͘ ê khoán-sit. Taⁿ goán ǹg-bāng lín chèng-lâng beh chhut-la̍t o̍h chit-ê pe̍h-ōe-jī; āu-lâi goán nā ìn sím-mi̍h chheh lín lóng ē hiáu-tit khòaⁿ. Lâng m̄-thang phah-sǹg in-ūi í-bat Khóng-chú-jī só͘-í m̄-bián o̍h chit-hō͘ ê jī; iā m̄-thang khòaⁿ-khin i, kóng sī gín-á só͘ tha̍k--ê. Nn̄g-iūⁿ ê jī lóng ū lō͘-ēng; put-kò in-ūi chit-hō͘ khah-khoài iā khah-bêng, só͘-í lâng tio̍h tāi-seng tha̍k-i. Āu-lâi nā beh soà tha̍k Khóng-chú-jī sī chin hó; chóng-sī pe̍h-ōe-jī tio̍h khah tāi-seng, kiaⁿ-liáu nā m̄-tha̍k, lín bē hiáu--tit khòaⁿ goán pa̍t-jit só͘ ìn--ê. Só͘-í goán khó͘-khǹg lín chèng-lâng, ji̍p-kàu í-ki̍p thiaⁿ tō-lí ê lâng, lâm-hū ló-iù, bat-jī, m̄-bat-jī ê lâng lóng-chóng tio̍h kín-kín lâi o̍h. Chhin-chhiūⁿ án-ni lín chiū ē hiáu--tit tha̍k chit-hō͘ ê Kàu-hōe-pò kap góa-chheh kap Sèng-chheh. Ǹg-bāng lín-ê tō-lí ná-chhim, lín-ê tek-hēng ná-chiâⁿ-pī.

圖 2.1885 年 7 月 12 日《台灣府城教會報》創刊號。（謹謝賴永祥的教會史話網站）

英國長老教會的海外宣道會，於 1860 年 9 月派遣在廈門的杜嘉德牧師及在汕頭的金輔爾（H.L. Mackenzie）牧師去台灣北部的淡水及艋舺地區調查，甚至在淡水嘗試傳教。他們發現原來 Holo 話在台灣也通行，於是建議英國母會派人去台灣開拓。宣道會後來公開徵求志願者，馬雅各知道後去申請，自願前往台灣擔任醫療宣教師。1864 年 1 月 2 日抵達廈門，先在那裡學習閩南話並參與當地的醫療傳道。

1864 年 10 月 5 日為了考察將來的宣教區，杜嘉德牧師及馬雅各醫生等，搭船抵達打狗。就在其附近觀察了一週，還去瞭解了 1859 年捲土重來的天主教的宣教情況。他們一行人先步行到台灣府（台南），在城裡住一週後回打狗，也到了埤頭（鳳山）住一天。30 日返抵廈門。之後經過半年多的籌備，於 1865 年 5 月，馬雅各醫生正式往台灣上任。英國母會的海外宣道會，早就打算至台灣宣教，而馬雅各醫生在英國是自願前往台灣當醫療宣教師，不是因為戰亂才匆忙決定去台灣。

來台跟太平天國騷擾漳州無關（註4）

對教會歷史考證最嚴謹以及引用文獻最仔細的是賴永祥教授的著作。在討論陳子路那一節（註4），他翻閱歷史記載，太平天國天京（南京）在同治3年6月16日（新曆1864年7月19日）被清軍攻陷。悍將李世賢不屈服，率軍先轉進江西，再到廣東，然後北上入閩，於同年9月14日（新曆10月14日）率部隊約八千餘人佔據漳州城，清軍於第二年1865年5月15日才克復漳州（註4）。

同治3-4年（1864-1865年）間，漳州的確遭遇太平天國劫難，廈門鄰接漳州，逃難至廈門的人甚多。賴永祥教授的著作中說，有些人反而在廈門宣道區接受道理，當地的宣教工作應該更忙碌，沒看到資料說廈門暫停傳教。

馬雅各第一、二次來台的中間時期，在廈門準備來台時，漳州正逢太平天國的戰亂。1864年第一次出發到南台灣勘查時，太平天國軍正進入漳州地區，出發（10月5日）九天後，漳州城被攻陷（10月14日）。他在南台灣考察兩個多禮拜後，30日回到廈門，當時漳州城仍由太平天國控制，馬雅各還繼續住在廈門六個多月。

經過六個多月的準備後，本要在 1865 年 5 月 24 日早上啟程，因天氣不好延後於 5 月 26 日才出發。清軍在他出發前十一天（5 月 15 日）克復漳州。這些日期雖都在馬雅各來台日期前後，戰亂中他還是回去廈門，清軍克復漳州，戰爭要結束了他才去台灣，顯然漳州戰亂不是馬雅各醫生來台灣的原因。

馬雅各醫生何時到台灣？（註 4,5）

馬雅各醫生是第一位來台灣的歐美醫師，也是第一位來台灣的基督教宣教師。他對台灣的醫學、宗教以及語言都很有貢獻，是台灣歷史上一個很重要的人物，以他為主題的文章或書不少，不過其中有一些甚至醫學史的專著也有錯誤。我再次強調，寫醫學史力求嚴謹正確，不能馬虎隨便，否則便會導致諸如在電視節目中說「肺內有水蛭」等醫學上不可能的錯誤資訊。

據 *The Presbyterian Messenger* 的報導，馬雅各醫生、杜嘉德牧師及三位助手，自廈門搭乘 Meta 號輪船，如上所述於 5 月 26 日才出發，那麼何日抵達打狗呢？教會的歷史年譜，根據很多年後馬雅各醫生致巴克禮牧師的函件，寫 5 月 27 日或 28 日到達打狗。26 日才出發，不可能 27 日登陸。

賴永祥教授翻閱了很多早期文獻，船有可能在一日前就抵港，當時船抵港後不立即上岸很平常。歷史文件記載的是 5 月 29 日在旗後（今高雄旗津）上岸（圖 3）。雖有些網站或書籍內容說 5 月 29 日（或 28 日）為台灣基督教長老教會設教紀念日，更正式的文獻很多是採用 6 月 16 日。無論如何，1865 年是台灣歷史上尤其醫學史上重要的一年。

有的文獻說馬雅各一行人徒步走到台南，但資料較詳盡的馬雅各傳記（註 5）則說他們從打狗「仍以航海的方式抵達府城」。到府城後在看西街亭仔腳一房子，前落當佈道所，後落當醫館及藥局，6 月 16 日開始他的傳道醫療工作；這一天便成為英國長老教會日後的「在台設教紀念日」。先講道再看病配藥，這是台灣第一個佈道所，也是第一家西醫診所。應該也是台灣醫學史上的重要紀念日，長老教會 2005 年慶祝 140 年週年紀念時，也選這一天來紀念。

莫名其妙地，江漢聲的《歷史教我的醫學》書中（註 6），談馬雅各時說他在 1864 年 10 月 28 日於旗後（旗津）上岸，年月都不對。詳細的討論在上一章已經寫過。

馬雅各醫生何處上岸？

顏振聲前輩原文用羅馬拼音字（白話字）於1940、1941年間，在《台灣府城教會報》寫〈南部教會醫療史〉，杜聰明教授後來整篇翻譯成漢字放入他所寫的〈台灣基督教會醫學史〉（註7）。在此文中，顏前輩說英國宣道會的馬雅各醫生從廈門到安平，在1865年5月28日上岸。其他的文章幾乎都說在打狗，或更精確地說在旗後（旗津）。

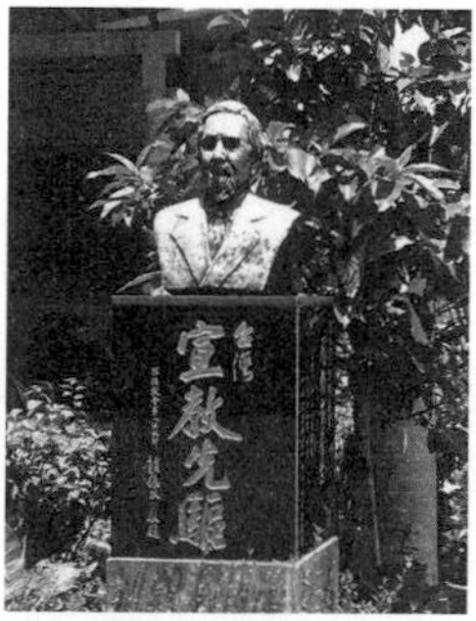

圖3. 台灣打狗（高雄）旗後（旗津）登陸地的馬雅各醫生紀念碑及雕像（謹謝周佩毅小姐供給）。

顏前輩的〈南部教會醫療史〉雖然是最早討論此事的文章，但他沒有原始文件可參考，記憶或有錯。也許馬雅各醫生從打狗「他們仍以航海的方式抵達府城」，顏前輩只是把到達安平的日期弄錯？

結語

台灣醫學的傳統及承續不應該忘記早期歐美醫師來台的貢獻，但在記錄台灣醫學歷史的同時，應該嚴謹地查閱證據，撰寫正確的歷史。錯誤的歷史會導致錯誤的醫學報導，進而誤導閱聽大眾。台南是台灣現代醫學的發祥地，歷史資料豐富，大家應該正視書寫或傳達正確的台南醫學史。歷史能給我們很多寶貴的教訓，撰寫此文更使我自我警惕，寫文章要小心，下筆為文書寫正確的歷史更是重要。

我離開故鄉，遠赴美國，很慚愧自己反而要到美國後才瞭解些台灣歷史，才知道台灣醫學史的寶貴。中國近年來全力推動台灣史研究，台灣的政府以及美國人也正扭曲及切割台灣的史實，台灣人更應謹慎因應，紀錄下正確的歷史，掌握台灣史的詮釋權。

參考文獻

1. 朱真一（2010），〈從「西方醫學在台灣」節目談正確的歷史及肺吸蟲症的發現〉，《健康世界》，291（3）：60-64。
2. 朱真一（2007），《從醫界看早期台灣與歐美的交流（一）》，台北：望春風文化。
3. 朱真一（2010），〈馬偕牧師及偕醫館發現肺吸蟲症的誤會〉，《台灣文獻》，61：332-350。
4. 賴永祥，《教會史話》，在賴永祥長老史料庫 http://www.laijohn.com/（2012.12.8）。
5. 潘稀祺（打必里。大宇）（2004），《台灣醫療宣教之父——馬雅各醫生傳》，台南：新樓醫院。
6. 江漢聲（2009），《歷史教我的醫學——16 堂經典醫學史》，台北：原水，頁 200。
7. 杜聰明（1963），〈台灣基督教會醫學史〉，《台灣醫學會雜誌》，62:179-196。
8. 朱真一（2009），〈台灣醫學史不容扭曲改寫——NATMA 的角色？〉，《北美洲台灣人醫師協會 2009 年會刊》，頁 50-52。在網站也有：http://tinyurl.com/y8cghza（2012.12.8）。
9. 朱真一（2010），〈台灣歷史的詮釋權及扭曲〉，《Aurora（極光）》，2010.3.23.；181：10-11．在網站上：http://blog.roodo.com/aurorahope/archives/12033467.html（2012.12.8）。

第五章

戴仁壽醫生與台南

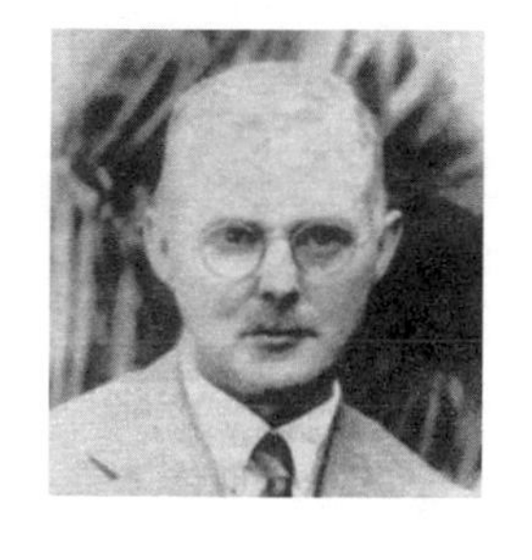

圖 1. 戴仁壽醫生

戴仁壽醫生（圖 1）在台灣醫學史上是位重要的人物，可是在台灣知道他的人很少，連醫界知道的也不多。他曾擔任過台南新樓醫院代理院長，復建了因為第一次世界大戰而關閉的台北馬偕醫院並擔任院長。前後在台灣一共待了約二十五年，除了照顧台灣南北一般人的健康外，他特別關心的痲瘋病人並為病人們建立樂山園的家。有「戴土公」綽號的洋人醫師，後來長眠在他創立的樂山園中。他另有一大貢獻，在 1917 年他用 Holo（福老）台灣話的羅馬拼音字，編輯出版了一本《內外科看護學》，不但是台灣最早的護理教科書之一，用羅馬拼音字書寫醫療科技更有意義。

他對台灣的貢獻，尤其對痲瘋病人的照顧，感動了不少人。加拿大 McMaster 大學醫學中心研究醫學史的查爾斯．羅倫醫生（Dr. Charles G. Roland）從別人聽到戴仁壽醫生的故事，對他的生涯敬佩不已，專程到台灣、英國及加拿大各地去尋找不少的資料，訪問很多人物後，在《醫學傳記雜誌》（*Journal of Medical Biography*）上發表戴仁壽醫生的傳記（註 1），台灣也有些文章，有不少台灣第一手資料的文獻（註 2-4）。

這位我們可稱為聖人的醫師，他醫學生涯中的六年多（另有文獻說是七年）在台南，上述的《內外科看護學》也是在台南新樓醫院任職時編輯及出版。這裡主要寫他在台南期間的生涯；當然他的貢獻遠超越在台南的事蹟。羅倫醫生會著作專文寫他，表示他是世界性人物，其與台南的關聯值得台南醫界引以為榮。本書中所撰寫關於他的故事，主要根據閱讀上述的書籍及文章資料而寫成（註 1-4），有些沒法找第一手資料，直接引用自這些文獻，所以只能算是一份讀書報告。

出生及學醫經過

戴仁壽醫師，1883 年 12 月 6 日出生於加拿大東部大西洋岸的紐芬蘭島。父親是牧師，母親原姓 Gushue。紐芬蘭島那時仍是英國的殖民地，還不是加拿大的一省。童年到高中在紐芬蘭受教育，十七歲畢業時，「藝術」（Arts）一科是全紐芬蘭島第一名（註 1）。少年時代受到英國著名的醫療宣教師 Sir Wilfred Thomason Grenfell 的感召，決心學醫為貧窮的人群服務（註 2）。當時他遠赴英國學醫，主要因為那時代英國的醫學教育比美國及加拿大好得多。

1901 年 George Gushue Taylor（還沒改姓）隻身前往英國，先讀預科後，1905 年順利考取最負盛名的倫敦醫院醫學院（Medical School of London Hospital）。羅倫醫生查詢當時學校的紀錄，發現他非常用功學業，很少參與課外活動，在第一年所獲得的獎學金就已經足夠支付學費與生活費用。以後獲得到的獎項太多，作者難以盡書。他為了不要家庭負擔太大，有時半工半讀。1911 年以優異的成績畢業，在解剖學、生理學、化學、產科學、內科、外科及痲醉科等都得到優異獎，獲 MB（醫學士）及 BS（理學士）學位（註 1）。

從羅倫醫生的文章看來，那時的學制在畢業前就有嚴格的臨床訓練，他早於 1910 年 2 月就通過英國的 Royal College of Physicians 的考試取得執照（LRCP）並成為 Royal College of Surgeons 的會員（MRCS）。雖然有的文獻說他畢業後，受聘為倫敦附近一所醫院的院長，羅倫醫生表示另一文獻說他在另一醫院當類似住院醫師之職可能比較正確（註 1）。

申請來台灣與夫人結婚

當他聽聞台灣緊急徵求醫師的消息時，儘管他不是長老教會出身，而是英國衛禮公會（Wesleyan Methodists）的信徒，但還是向英國長老教會海外宣道會申請成為醫療宣教師。他不但有極好的醫學院成績，更有嚴格的外科醫師訓練，是一個極難得的好外科醫師。但仍

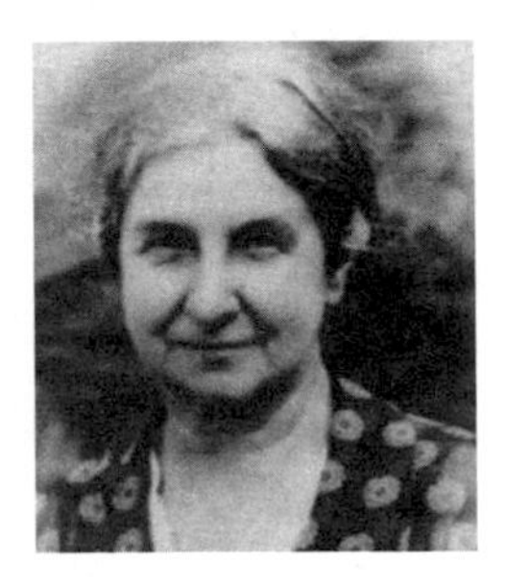

圖 2. 戴仁壽醫師夫人瑪格莉・米勒。

需經過長老教會的委員會開會及面試批准。第一位來台的老馬雅各醫生是委員之一，在委員會議中表示，他認識戴醫生很多年，認為他在長老教會系統工作應該不會有問題，因而推薦他（註 1）。

戴仁壽醫師在擔任住院醫師期間，與來自英國挪利其（Norwich）的護士瑪格莉・米勒小姐（Miss Margery Miller，1882-1953）相識相戀。米勒小姐高中畢業後就讀挪利其醫院的護士學校，是當年該校唯一的優異畢業生。1911 年時已有九年的護理經驗，要去台灣前他們向委員會申請准許他們結婚（註 1）。

羅倫醫生找到的文獻指出，1866-1871 年時來過台灣的萬巴德醫師還曾寫過一份證明，說戴仁壽醫生及米勒小姐身心健康，可以在熱帶居住及工作。長老教會委員會於是批准了他們的申請，並任命他們前往台灣南部地區的醫院服務，幫忙馬雅各二世的醫務及宣教工作。同時也批准戴醫師跟米勒小姐結婚。1911 年 9 月 19 日，在倫敦的長老教會任命他為長老教會的宣教師（註 1）。兩人於 1911 年 11 月 15 日結婚，有份文獻中說他們沒有舉行婚禮，更沒有禮服，節省下來的經費，當作去台灣的旅費（註 2）。結婚當天下午就啟程趕去法國的馬賽港（Marseilles），搭乘前往香港的汽輪。

改姓 Dr. Gushue-Taylor 及用漢文名「戴仁壽」的經過

再來談談他的英文及漢文名。他的英文姓本只是 Taylor。1904 年就以 George Gushue Taylor 在學校註冊，以母親的姓當作 middle name。有一份文獻說他在 1908 年 10 月 8 日，正式申請更改為 George Gushue-Taylor。為何要改姓，大家也不清楚，不過有些傳說。吳花蜜醫生（Dr. Flora M. Gauld/Little）在 1924-1927 期間及後來因跟李約翰結婚，二度在馬偕醫院服務，她曾與戴醫師同事多年。羅倫醫師訪問吳花蜜醫生時，她說另外有位 Dr. George Taylor 從醫學校起，總跟著他的腳步到同一醫院以及其他工作地點，甚至也去當宣教師，所以他才改姓。羅倫則特別強調，戴醫師在醫學校畢業前三年就已經改名，吳花蜜的說法有誤，顯然那傳說或記憶有誤，因此他的文章還特別說有時要小心口述歷史（註 1）。

戴仁壽的漢文譯名何時出現？根據網路上一篇文章的說法（註 2），在 1926 年時，日文版報紙對戴醫師的稱呼為「テイラー」，「テイラー」（即 Taylor 之音譯），漢文版報紙則採用「提拉博士」、「提羅氏」等稱呼。到 1928 年 9 月 19 日《台灣日日新報》漢文版刊出〈台灣癩病撲滅事業〉專訪時，開始以「戴

LĀI GŌA KHO
KHÀN-HŌ͘-HA̍K

Tù-chiá

TÈ JÎN-SIŪ

圖 3. 戴仁壽編輯出版的《內外科看護學》，內頁用羅馬拼音字寫書名及作者名。

博士」稱之；1929年4月22日，報導戴氏募款消息時，便以「戴仁壽」稱之（註2）。大概「戴」是取“Taylor”的第一個音節。此漢名是如何取得或誰命名的，有人說在1928、1929年左右，人們就已經以此饒負台灣味的「戴仁壽」一名稱呼這位洋醫師（註2）。

我在撰寫他對台灣語言的貢獻時，讀了他編輯出版的那本《內外科看護學》，書內頁用羅馬拼音字寫書名及作者名（圖3），還有他寫序文的署名都用 TÈ JÎN-SIŪ。這本書是在1917年出版，可見早在1917年以前，在台南新樓醫院時就已使用「戴仁壽」之名。關於《內外科看護學》的編輯及出版，是在新樓醫院任職時完成，詳細的經過，會在本書的「南台灣的歐美醫師對台灣語言的貢獻」單元討論。

來台在新樓醫院工作

戴仁壽夫婦在1911年底抵達臺灣，在台南新樓醫院跟馬雅各二世醫師一起工作。他們一方面要診療絡繹不絕的病患，也要適應南台灣的環境，同時還要學習台語。

馬雅各二世醫師1901年就來到台灣，是那時台南新樓醫院的院長。他於1915年第一次世界大戰期間返回英國擔任軍醫，戴仁壽醫師便暫代院長。雖有一篇文章說 1911 年戴醫師來台南當院長（註 2），夫人擔任護理長，但這說法很有疑問。如上所言，馬雅各二世醫師夫婦比他們二人早來台灣，馬雅各二世夫人也是護士。第一次世界大戰結束後，馬雅各二世又回到台灣，直到 1923 年才離開。有關新樓醫院的文章及書籍對此並沒有詳細說明，只知道馬雅各二世醫師於 1915 年暫時離開台灣，戴仁壽醫師可能只在第一次世界大戰到馬雅各二世醫師返回台南這段時間內，暫時代理院長。

戴仁壽醫師到底在台南待了多久？兩份資料上的說法略有不同，馬偕醫院的資料說從 1911 年 12 月到 1919 年 2 月（註 6,7），新樓醫院的資料則說是 1911 年 12 月到 1918 年 8 月（註 8）。之後他辭職返回英國進修。羅倫的文章則說 1919 年因為夫人有病回國，未寫出明確月份（註 1）。

在新樓醫院的幾個典故

戴仁壽醫師在新樓醫院工作期間，有好些艱難的狀況要克服。1912 年 9 月，醫院遭到過境台灣南部的颱風嚴重破壞。開刀房的屋頂被掀起來，病房倒下，地面洪水氾濫，寶貴的儀器亂成一堆。夫人平時會在開刀房幫忙，同時也要管理手下的台灣人護士，也就是因為如此，才想要編一本教護士的課本。在這繁重的工作期間，戴醫師為了訓練本地的醫護人才，遂用福老台灣話的羅馬拼音字寫了《內外科看護學》。

還有一則台灣文獻沒人寫過的有關醫界的典故。當時任職於馬偕紀念醫院院長的宋雅各醫師（Dr. Ferguson）的拇指發炎（未寫明確的時間），發炎狀況擴散到得很快，可能有生命危險。台北的同僚試圖治療但卻沒什麼效果。戴仁壽醫師於是被召去台北，做了更進一步的手術。他不但救了宋雅各醫師的拇指，也可能救了宋雅各醫師的生命（註 1）。宋雅各醫師在 1913 年 9 月返回加拿大休假，但因為健康問題一直都沒再回台灣（註 6,7），不知是否跟那次的拇指發炎有關。

返英國及後來當馬偕醫院院長

羅倫醫師找到好幾個紀錄（註 1），發現戴仁壽夫婦返回英國後，在不同的醫院服務過，更重要的是：在此期間他有機會做他一直想做的進修工作。1912 年成立的馬偕紀念醫院在 1918-1924 這段期間又關閉了五年多。後來母會 1920 年決定要復院，1923 年 12 月戴仁壽夫婦應加拿大基督長老教會之邀，重返台灣，籌備復建台北馬偕醫院。1925 年元旦，馬偕醫院重新開放；1936 年時，因為要專職於收容痲瘋病人的樂生園，辭馬偕醫院院長職（註1-6）。

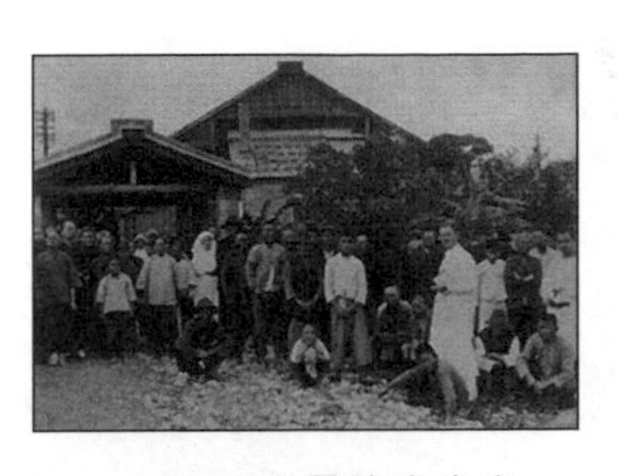

圖 4. 馬偕醫院痲瘋病診療所後院，與痲瘋病人，圖右白袍者為戴仁壽醫師。

羅明遠醫生（Dr. Rober B. McClure；1900-1990）曾在馬偕醫院服務三年（1929-1932）。羅明遠醫生是位偉大的人道主義力行者，他的傳記提到不少戴仁壽醫師的事蹟。羅倫訪問羅明遠醫師時，他也說了不少戴仁壽醫生的故事，推崇之意溢於言表。

他說，在加拿大海外教會，戴仁壽醫師是有優秀訓練最好的外科醫師。羅明遠醫師之所以申請來台灣，最主要的理由就是因為馬偕醫院有戴仁壽醫師。他說戴仁壽醫師要求別的外科醫師同事，也要有優良的外科技術與學識。他不但會在開刀房指導，還把舊病例及醫學文獻給羅明遠醫師溫習，然後與他討論及隨機測驗他，讓羅醫師感覺像又回到以前當實習醫師的時候，但這是非常好的訓練。

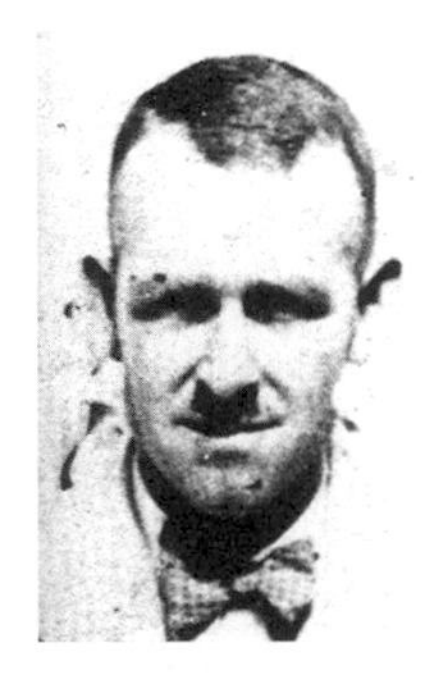

圖 5. 文中提到的羅明遠醫師，擔任代理院長時的照片。

戴仁壽醫師是很嚴肅的人，羅明遠在傳記及口述歷史都說戴仁壽對他相當的正式及不親近，既不喜歡社交更不近煙酒。可是對病人及家屬卻非常關心，尤其對即將進行手術的重症病人。他也不忘在治療時對病人傳教（註1-4）。

結語

戴仁壽醫師對台灣有不少貢獻，本書只略為論及他在台南的生涯，以及羅明遠醫生對他的觀感。他對痲瘋病人的照顧及所做的努力，一再顯示他的確是偉大的人道主義者，一位聖人醫師。我們應該銘記他對台灣的貢獻，不但關心痲瘋病患者，對台灣醫學的現代化也功不可沒。

參考文獻

1. Roland CG. (1996). "George Gushue-Taylor and the Medical Missions of Formosa." *J Med Biogr* 4: 82-93.

2. http://blog.xuite.net/evanhoe/balihun/7363040，戴仁壽醫師小傳（2008.2.8）。

3. 陳文榮（2005），《台灣痲瘋病救助之父——戴仁壽小傳》，台北縣板橋市：台北縣政府文化局。

4. 葉文鶯（2006），〈病體得醫治、精神得快樂、返家有希望——台灣麻瘋救濟之父戴仁壽。從台灣慈善400年。台北市〉，《經典雜誌》，2006: 94-107。

5. 朱真一（2008），〈Dr. George Gushue-Taylor（戴仁壽醫師）:1. 生涯及對台灣的貢獻〉，《台灣醫界》，51 : 267-271。

6. 105週年紀念冊編輯委員會（1985），《寧願燒盡》，台北，馬偕紀念醫院。

7. 朱真一（2007），〈二次大戰前來台服務過的歐美醫師〉，《台灣醫界》，50：197-204。

8. 潘稀祺（1998），《新樓情、舊相簿》，台南：新樓醫院。

第六章
安彼得醫生的府城生涯

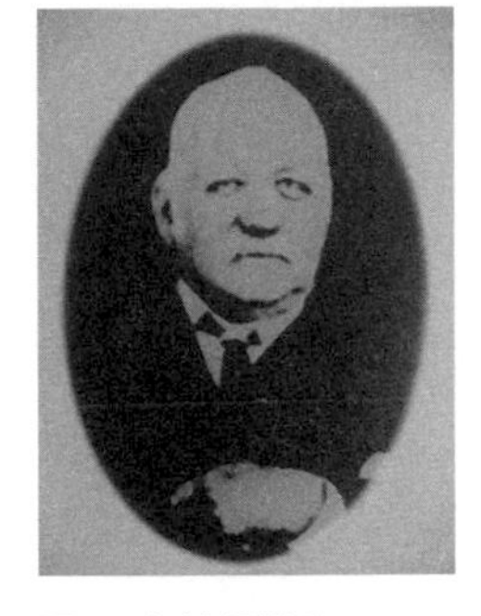
圖 1. 安彼得醫生。

安彼得醫生（1847-1913；圖 1）前後在南台灣三十多年，可是台灣醫界對他卻非常陌生。除了何錄滄醫師曾在《台灣醫界》簡短地介紹過他外（註 1），醫界很少有關他的紀錄或報導，學術界更沒看到有人探討過他。宗教界也只有下面提到很少的文獻。除了蘭大衛醫生外，安彼得醫生是戰前服務台灣最久的歐美醫師。蘭大衛醫生 1895 年來台，1936 年才退休返回英國；安彼得醫生則是自 1879 年起到 1910 年都服務於南台灣，他們前後分別服務台灣四十一年及三十一年。

前面已經介紹最早來台的宣教師馬雅各醫生，他於 1871 年離台返回英國後，由德馬太醫生繼任，到了 1878 年1月，德醫生退休返回英國，醫館暫停營運，直到一年後 1879 年 1 月 14 日安彼得醫生來接任。

這裡我們會先探討安醫生在府城（台南）的生涯，看他如何提供現代化醫療及建立台灣醫學里程碑的現代化新樓醫院。他後來轉往打狗（高雄），關於安彼得的資訊實在很少，但我在探查過程中，卻也因此瞭解更多府城及打狗醫館的早期歷史，順便在此討論。

除了醫療照顧南部台灣人，安醫生對台灣最大的貢獻，在訓練了不少醫療人才，他可說是台灣最早的醫學教育工作者。他以學徒式的訓練方式，培養了不少本地的醫療人才。

本章的內容原本是刊登在長榮大學學報的拙著中台南的部分（註2），但已改寫及補正。探討安彼得醫師曾來南台灣的漫長生涯，除了要讓更多人瞭解他外，更希望有人看到拙文，提供更多的資料。

安彼得是1878或1879來台？

安彼得醫生雖服務台灣三十多年，不但台灣醫界及學術界對他非常陌生，連宗教界的紀錄也不多。Otness的書（註3），就特別提到這一點，說安醫生在台灣那麼久，宗教界及醫界卻都沒什麼資料，連英國長老教會海外宣道會也很少紀錄。

網站上有份十九世紀台灣跟歐美交流的文獻，其中內容有列出安醫生的有七篇文章，主要在英國長老教會的 *The Messenger and Missionary Record* 的報告（註4）。這份期刊在英國應可找到，潘稀琪著作的《台灣醫療宣教之父——馬雅各醫生傳》（註5），就有很多資料是參考這份期刊，並翻印了不少照片，但還沒看到有人探討有關安醫生的這些文獻。英國 E. Band 著，紀錄海外宣道會歷史的書

Working His Purpose Out（註 6），只稍稍提到了他。

倫敦大學的「東方與非洲研究院」（School of Oriental and African Studies, SOAS）（註 7），保存了一盒安彼得醫生及夫人的通訊，內容可能是他們向英國長老教會母會的報告。這網站只說安彼得在 1878-1910 年間在台灣擔任醫療宣教師。大概還沒人去探討這盒通訊的內容。

因為德馬太醫生 1878 年 1 月返回英國時，安彼得醫生還沒到台灣，醫館因而暫停。一般文獻說，一直到 1879 年 1 月 14 日安彼得醫生來接任，醫館才又再開始營運。我至少在四個文獻上看到，說安彼得醫生於 1878-1910 年間在台灣當醫療宣教師（註 3,6-8）。不知 1878 年是否指他自英國出發的時間，也有可能他 1878 年就已經到台灣先準備復館，1879 年 1 月 14 日是安醫生正式接手醫館的日期。Band 那本書則寫他於 1878 年從英國出發，1879 年 1 月 14 日到台灣（註 6）。

安彼得醫師來台前的學歷及履歷目前皆未可得，陳慕真、蘇芳玉、湯惠婷三人曾研究過戰前的《府城教會報》，各寫了篇碩士論文（註 9-11）。陳慕真的論文爬梳過《府城教會報》，找到五篇由安醫生撰寫或有關他們夫婦的報導（註 11），其中有些報導會在接下來的討論中提到。

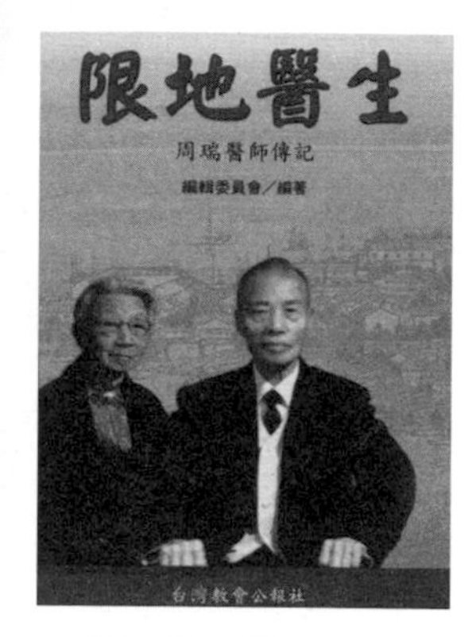

圖2.周瑞醫師的傳記。

蘇芳玉也用安醫生寫的府城醫館消息來討論（註9），還說她爬梳過英文的《海關醫報》，在她的論文中最少提過兩次：海關醫官報告中，談到海關醫官跟安彼得醫生的互動關係（註9）。這篇論文多處提到安彼得醫生訓練不少的醫師，並說這些資料來自新樓醫院出版的書（註12），其實主要還是源自賴永祥教授著作的《教會史話》以及「賴永祥長老史料庫」內的其他資訊。

兩本碩士論文中，提到1882-1891年台南海關報告書中（註9,10），安醫生描寫台南當時的醫療情況的片段。另外我最近看到的一本書《限地醫生－周瑞醫師傳記》（註8），主要寫周瑞醫師的生涯，他正是在安醫生指導下，接受學徒式的醫學訓練，書內談了不少跟安醫生接觸的第一手經驗。

安彼得第一次在台南（1/1879-11/1885）

安醫生來台前的資料不詳，只知道他1847年出生，擁有皇家內科及外科學院證書（Licentiate of Royal College of Physician and Surgeon. L.R.C.P.& S.），受過很好的醫學訓練。台灣大部分的文獻都說他在1879年1月14日到達台南，或說他當天抵達立刻接任醫館職位。

不少書說這醫館是「舊樓醫館」，不過這不像是當時的稱呼。前面談過（註 13）馬雅各醫生 1865 年 5 月底到府城後，先在看西街亭仔腳的一房子當佈道所及醫館，6 月 16 日開始傳道醫療工作，後因受種種謠言，群眾被激怒進而威脅、攻擊他。馬醫生遂於 7 月 9 日關閉傳道所兼診所，暫退去鳳山縣的旗後。1868 年 12 月初英國因種種紛爭，藉武力迫使清廷訂定新約，其中也包括了保障基督教的傳教自由。馬雅各得以於 1868 年 12 月 26 日重返台南。

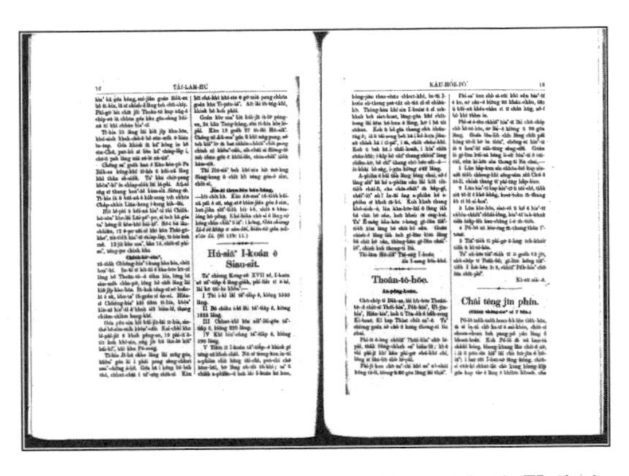
TÂI-LÂM-HÚ

KÀU-HŌE-PÒ

Hú-siâⁿ I-kóan ê Siau-sit.

Thoân-tō-hōe.

Chāi tēng jîn phín.

圖 3.1892 年安醫生在《府城教會報》寫的〈Hú-siân I-kóan ê Siau-sip〉（府城醫館的消息）。

1869 年 1 月，馬雅各在二老口街租到許厝，開設醫館與禮拜堂。新樓建好後，教會之後便稱原來的醫館為「舊樓醫館」，民間則仍稱為「許厝」（註 5,12,13），當時《府城教會報》只稱之為醫館或「府城醫館」（Hú-siân I-kóan）（圖 4）或「台南醫館」。1871 年 2 月 10 日德馬太醫生到台灣來，同年 11 月馬醫生回英國後，由德醫生接手繼續主持醫館，直到德醫生於 1878 年 1 月退休返英，醫館只好暫停。再度開館則是 1879 年 1 月 14 日安彼得醫生接任。

根據湯惠婷的論文，1885 年安醫生返回英國休假，從 1885 年 11 月 12 日到 1887 年 10

月 8 日，是由萊約翰醫師代理院長。1887 年安醫生休假回來後仍在醫館繼續工作，至於萊約翰何時來或留到什麼時候，上述的文獻看不出來。

安醫生第二次在台南（10/1887-11/1893）

第二次來台後，因為醫館業務增加，原有設備不敷使用，而且簡陋落伍，安醫生開始計畫買地遷移醫館。他以一千八百圓購得蘇家糖棧土地為建地準備，可是當地人卻以「傷及地龍，危害地方」這個理由，加以阻擾且大興訟訴。即使 1893 年他第二度返英國休假時，這個事情仍未解決（註 8,12）。

根據新樓醫院出版的書（註 12）以及湯惠婷的論文（註 10），這段期間到過新樓醫館服務的醫師有盧嘉敏（或盧加閔，Dr. Gavin Russell）。盧嘉敏醫生 1888 年來台南，次年 4 月轉往彰化及大社。1892 年 4 月 23 日他在大社病倒，1892 年 7 月 3 日在轉往台南路途中，很遺憾地才到嘉義他就過世了。

另外，Dr. Elizabeth Christie Ferguson，也就是宋忠堅牧師（Rev. Duncan Ferguson）的夫人，她於 1892 年 2 月 19 日抵台，服務多年後在 1901 年 1 月 17 日在台去世。

還有一位金醫生，1893 年來台時先去彰化，不久轉來台南，大概是來替代安醫生，暫時代理院長。紀錄中說金醫生於 3 月 20 日起擔任代理院長，一直到 1894 年 5 月 26 日因罹患熱病離開。醫館也因金醫生離開而關閉。不過湯惠婷的碩士論文指出，1895 年 6 月底開始的六星期，有位沙地門醫生（沒寫英文名）來台協助醫療工作（註 10）。一直到安醫生 1895 年 12 月 8 日結束休假返台，才又復館。

安醫生第三次在台南（12/1895-2/1901）

上面提到安醫生計畫買地搬遷醫館，但遭到當地人興訟阻擾，多年後終於解決，1896 年取得建地（註 10,13）。由母會補助 1,400 英磅，開始建築新的醫館。據我的瞭解，當時只是說，醫館起新樓，以後將搬去新樓。開始時「新樓醫院」並不是正式名稱，以後也不知哪年開始才正式稱為「新樓醫院」。

《限地醫生》一書有不一樣的說法（註 8），該書說因醫館土地被收回，1895 年 10 月時，安醫生只好另覓土地興建醫院、禮拜堂、宿舍、書房及幼稚園等園區，取名新樓。不知這種說法的資料來自何處。

大概是安醫生計畫及監督下興建，新醫館終於竣工，並於 1900 年 4 月 17 日遷入，這可能是當時台灣最現代化的醫院之一。院內設有診療所、藥房、治療所及開刀房（註 5,12）。在 1900 年時，可能是台灣最大、最現代的私立醫院或教會醫院，即使是北部的滬尾偕醫館也小得多，另外彰化 1899 年改建的新醫館建好時，規模也不小，有診療所、藥房及開刀房。

總督府台南病院在 1895 年就成立了，1900 年時規模僅次於台北病院，是台灣第二大規模的公立醫院。安醫生督建的新醫院，和公立的相較可能也毫不遜色，或許更現代化。譬如因為開刀房在二樓，所以建有手搖的升降機，這升降機是否是在 1900 年就已安裝好還待查證，不過據說那是全台第一台升降機。

這期間，前面提過的宋忠堅師母仍在，但不久後，1901 年她在台南去世。蘭大衛醫生，1895 年 12 月 18 日來台南，比安醫生第三次再到台南只遲了十天。蘭醫生先到府城醫館，在安醫生的指導下工作，1896 才去彰化在那裡設醫館。

安醫生離開台南到打狗醫館，間斷地回台南（1901-1910）

1901 年，老馬雅各醫生的次子馬雅各醫生二世及具護士身分的夫人來台，安醫生遂將醫院移交給他們。1901 年 2 月 24 日起，馬雅各二世醫生接掌新樓醫院。當梅醫生（台灣有些文獻稱為「買威令」，但教會文獻稱梅醫生）

於 1901 年 3 月要離開台灣時，將打狗的醫館交給英國長老教會。安彼得醫生於年底轉赴打狗醫館。而他後來在打狗的生涯，紀錄更不全，希望將來能找到更多資料，再來補正。

1901 年 11 月 6 日，安彼得醫生夫婦再次回英國休假二年；1903 年 12 月 15 日安醫生夫婦度假期滿回到台南再轉往打狗（註 14）。

不久，安夫人（醫生娘）生病了，還去府城醫院動手術。但是病仍未好，於 1906 年 9 月 20 日，安醫生帶她回英國，在但同年 12 月 27 日夫人在愛丁堡（Edinburgh）逝世。雖然痛失愛妻，安彼得醫生仍於 1907 年 4 月 2 日自英返回台灣打狗（註 14）。當 1908 年 5 月，馬雅各二世醫生回英國休假，安彼得醫生與蘭大衛醫生共同到新樓醫院幫忙（註 8）。安彼得醫生後來因身體不適，於 1909 年 4 月前往日本休養約一個月，5 月 7 日返台（註 14），以後一直到 1910 年秋天，才退休歸國。

安醫生前後總共來台三十一年，1913 年 3 月 12 日在故鄉 Parthshire 去世，享年 66 歲。順便一提，安醫生 1910 年離開後，在打狗的醫館並沒馬上關閉，而是由少年馬醫生每個月撥四天去打狗看診（註 1,2）。1916 年教會決議廢棄打狗醫館，出售後所得供新樓醫院使用（註 8）。

結語

　　此章先談安彼得醫生在台灣三十一年的生涯，因為資訊很缺乏，能報導的內容不多，只能簡單介紹一些他的生涯。無論如何，他對台灣醫療現代化的貢獻很多。他可說是台灣最早的醫學教育工作者，希望以後能繼續探討他如何以學徒方式培養本地的醫療人才，以及這種培養制度在醫學教育上的意義，並討論他對台灣醫學教育的貢獻。

感謝陳慕真及湯惠婷小姐供給碩士論文及其他資料，也謝謝周維賢博士、潘稀琪牧師及陳順勝教授提供資料。

參考文獻

1. 何錄滄（2006），〈安彼得醫生——我外公的老師〉，《台灣醫界》，49：416-417。
2. 朱真一（2012），〈安彼得醫生府城及打狗 30 年生涯〉，《長榮大學學報》，16：67-75。
3. Otness HM. (1999). *One Thousand Westerners in Taiwan, to 1945; A Biographical and Bibliographical Dictionary*. Taipei: Academia Sinica. P.5.
4. Fix D , Shufelt J. "19th-Century European & North American Encounters with Taiwan: A Selective Bibliography." http://academic.reed.edu/formosa/texts/EuroAmTaiwanBib（2012. 12.8）。
5. 潘稀祺（2004），《台灣醫療宣教之父——馬雅各醫生傳》，台南市：新樓醫院。

6. Band, E. (1947). *Working His Purpose out, the History of the English Presbyterian Mission,1847-1947*. London: Presbyterian Church of English. P.p. 101-126 & 590.

7. Presbyterian Church of England Foreign Missions Committee : Taiwan/Formosa File.　在網站：http://squirrel.soas.ac.uk/dserve/dserve.exe?dsqIni=Dserve.ini&dsqApp=Archive&dsqDb=Catalog&dsqCmd=Show.tcl&dsqSearch=%28RefNo==%27PCE/FMC/6/02/006%27%29#（2011. 8.22）。

8. 周維新等（2008），《限地醫生——周瑞醫師傳記》，台南市：台灣教會公報社。

9. 蘇芳玉（2002），〈清末洋人在台醫療史——以長老教會、海關為中心〉，頁 134,152，中央大學歷史研究所碩士論文，中壢市：中央大學歷史研究所。

10. 湯惠婷（2004），〈日治時期新樓醫院之醫療與傳教事業研究〉，碩士論文，台中市，東海大學歷史學研究所，頁 3-3，附 2。

11. 陳慕真（2006），〈台語白話字書寫 ê 文明觀——以《府城教會報》1885-1942 為中心〉，成功大學台灣文學研究所碩士論文，台南市：成功大學台灣文學研究所。

12. 潘稀祺（1998），《新樓情、舊相簿》，台南市：新樓醫院，頁 107,113。

13. 朱真一（2009），〈第一位來台灣服務的歐美醫師：Dr. James L. Maxwell（馬雅各）醫生〉，《台灣醫界》，52：37-42。

14. 潘稀祺，〈新樓醫院的建造者——安彼得醫生〉，《路加雜誌》。http://www.ccmm.org.tw/magazine/listview/magazine1view.asp?key=864（2011.8.22）。

第七章
南台灣的歐美醫師對台灣語言的貢獻

以上各章討論不少到過南台灣的歐美醫師，主要有馬雅各醫生、戴仁壽醫生及安彼得醫生的醫療服務。他們在南台灣傳教與行醫，最重要及最需要的便是跟民眾、病患或受訓者溝通，因此他們對台灣語言很注重，這個單元就要來討論他們對台灣語言的貢獻。

為了行醫、傳教以及訓練醫療人才，這些遠從歐美來台的醫師，發現用羅馬拼音字最方便也最有效。他們大力提倡用羅馬拼音字書寫的本土語言，對台灣的語言大有貢獻，戴仁壽醫生對醫學術語的統一尤其卓著。這裡談的主要是我所看到已發表的文獻，不是第一手資料，只是我的讀書報告。

使用羅馬拼音文字的歷史

因為漢字對歐美人而言非常困難，很自然地會想用羅馬拼音字來當教會傳教、殖民地政府辦事及統治的語言。十七世紀在荷蘭及西班牙據台時代，傳教士就用羅馬拼音字翻譯教義書，統治者及民眾也使用這種羅馬拼音字書寫原住民語文。這種羅馬拼音字的平埔族語文，在荷蘭人離開百多年後仍流行，最少當簽訂契約用，既所謂的「新港文書」或俗稱的「蕃仔契」，筆者拙著幾次稍提到過「新港文書」（圖1）。

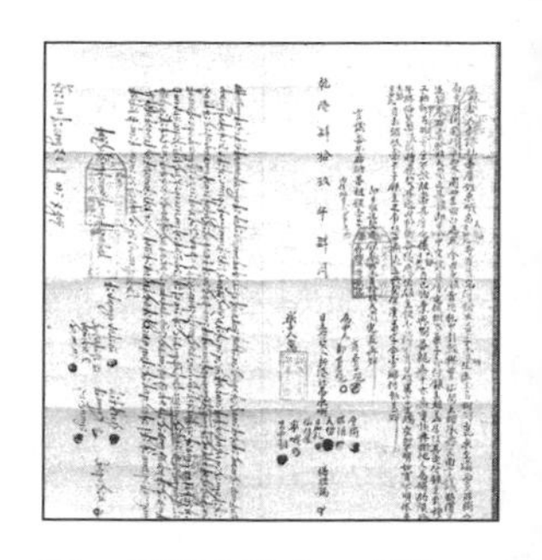

圖1.新港文書之一（漢文與荷蘭時代的羅馬字原住民文共列的契約）。

看書才知道，Holo（福老）台語的教會羅馬拼音字並不是台灣原產，也不是源自中國閩南地區，而是馬來西亞華人社區最先開始。在賴永祥教授好幾輯的《教會史話》以及他的史料庫（註3），有不少的討論。教會羅馬拼音字，在台灣用「白話字」的稱呼較普遍，不知中國的閩南或東南亞的華僑有如此稱呼否。他們很可能沒此稱法，我遇到的華僑大都用「福建（Hokkien）話」，不用 Holo 或閩南話。

根據賴教授的研究，倫敦宣道會（London Missionary Society）早於 1820 年在馬來西亞的麻六甲就有本小字彙，並於 1837 年在澳門刊行《福建方言字典》（A *Dictionary of the Hokkeen Dialect of the Chinese Language*）。以後主要由廈門的美國歸正教會的宣教師們，將羅馬拼音字推行並實際應用。以後有更多的教義書、聖經及字典在閩南地區出版（註1）。

台灣的南北基督教長老教會，到台灣後主要都是使用羅馬拼音字，如上所言在台灣教會稱為「白話字」，將最平常的口語文字化。雖然主要是因為歐美人宣教師學習漢字困難，另一大原因是十九世紀及二十世紀初期，台灣一般人民能讀漢字的人不多，羅馬拼音文字較容易學習，很適合當時的社會。

馬雅各醫生對台灣語言的貢獻

馬雅各醫生來台後，他努力推行羅馬拼音字（白話字）還有個典故。以前談過他的醫療貢獻時，提及他與原住民經常接觸，他來台只不過半年（1865 年 11 月）就去拜訪西拉雅平埔族人，也接觸排灣族原住民，以及更北部的洪雅及台灣中部的巴宰平埔族。他去平埔族地區時，據說一次偶然的機會，看到荷蘭時代用平埔族羅馬拼音字語言書寫的契約（即上述的蕃仔契或新港文書），給了馬雅各用羅馬拼音字翻譯聖經成 Holo 話的靈感。羅馬拼音文字只要短期功夫就可以學會，不久後他就開始著手翻譯新約。

根據賴永祥的史料庫（註 3），馬雅各醫生於 1871 年 8 月 7 日開始利用閒暇翻譯新約聖經。不過他於 1871 年底就返回英國，在英國繼續聖經的翻譯。從開始翻譯，只不過兩年，《Lán ê Kiù-chú Iâ-sou Ki-tok ê Sin-iok（咱的救主耶穌基督的新約）》一書就已完成，1873 年由馬雅各醫生監印，在英國印刷出版。

馬雅各翻譯的整本廈門腔舊約《Kū-iok ê Sèng Keng（舊約的聖經）》，也在他監督下，

1884 年由英國聖經公會出版。這是第一部 Holo 語的舊約。羅馬字（白話字）聖經（新約及舊約）的出版，對羅馬拼音字的流通及普及化，非常有意義及貢獻，兩本都是他翻譯及監印出版，都是以廈門腔來寫。

《台灣教會公報》對語言的貢獻

巴克禮牧師（Rev. Thomas Barclay）在馬雅各離開後的 1875 年才來台，繼續努力推動白話字。他最重要的貢獻是在 1885 年 7 月創刊了用白話字印行的《台灣府城教會報》。1880 年，當時已回英國的馬雅各醫生捐贈了包括印刷機、排字架及鉛字共十一箱的印刷設備（註 3）。巴克禮博士於 1881 年回英國度假時，特地去學習檢字及排版等技術。1884 年 5 月開工啟用此套印刷設備，並於 1885 年 7 月 15 日發行《台灣府城教會報》（今之《台灣教會公報》），成為台灣第一份報紙。這報紙不但對教會的傳教影響很大，對台灣的歷史文化語言等也都很有貢獻。

《台灣府城教會報》就是《台灣教會公報》（圖 2）的前身，1885 年創刊，使用教會白話字印行。1892 年改成《台南府城教會報》，1906 年稱《台南教會報》，1913 年跨出台南成為《台灣教會報》，1932 年改為《台灣教會公報》。從創刊號起的全套教會報，最近以《台

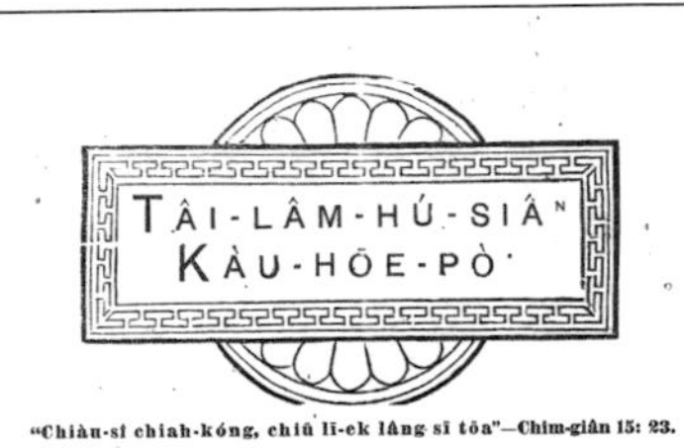

TÂI-LÂM-HÚ-SIÂ^{n}
KÀU-HŌE-PÒ

"Chiàu-sî chiah-kóng, chiū lī-ek lâng sī tōa"—Chim-giân 15: 23.

168 KOÀN. MARCH 1899—BÊNG-TĪ XXXII NÎ. 3 GOÈH

Chò kang-ê Chió.

Iâ-sơ bat tùi hák-seng kóng, Ē siu-tit ê gō-kak sī chē, chò kang-ê sī chió; só-í lín tióh kiû chhân-chú chhe chò kang-ê lâi kā i siu-sêng (Lō-ka 10 : 2). Lán ū-sī chiàu án-ni thàn Chú ê bēng-lēng sòa kiû Siōng-tè chhe chò kang-ê lâi siu Tâi-oân ê tang.

Chóng-sī Siōng-tè bô thia^{n} lán ê kì-tó. Kàu-hōe iû-goân hiah tōa khiàm kang. Che sī siá^{n}-sū? Phì-jū bó jit ū chit ê hó-giàh lâng kap i ê ke-koàn chò lé-pài. Kì-tó ê tiong-kan i kiû Siōng-tè lîn-bín sàn-hiong lâng sòa hō in thang chiàh. Kì-tó-liáu i ê kiá^{n} tùi lāu-pē kóng, "A-tia tī gîn-hâng góa nā ū chî^{n} hiah-chē chhin-chhiū^{n} lí chit-iū^{n} góa chiū khoài-khoài ìn-tap lí tú-á só kiû-ê." Ta^{n} hia^{n}-tī ah, chhin-chhiū^{n} án-ni-se^{n} Siōng-tè ài hō lí kap góa ìn-tap lán ka-tī ê kì-tó.

Hiān-sî lán Tâi-oân kàu-hōe ū chin-tōa khiàm-kang. Tī Tâi-oân khiok ū chin chē lâng í-keng thia^{n}-kì^{n} hok-im chóng-sī iáu bē-hiáu-tit. Iáu ū chē-chē lâng chha-put-to m̄ bat thia^{n}-kì^{n}. In ū tek-chōe Siōng-tè hoān-tióh Siōng-tè ê siū-khì, chiū-sī ná chún tòa tī gûi-hiám ê só-chāi. In m̄ chai hit ê gûi-hiám. In m̄ chai Siōng-tè ē tit kiù in. In m̄ chai Siōng-tè sī in ê Thi^{n}-pē, m̄ chai Ki-tok sī in ê Kiù-chú. Lán í-keng ū hūn tī Siōng-tè ê tōa thiā^{n}-thàng kap éng-oán ê hok-khì, chóng-sī lūn chit ê tāi-chì in lóng m̄ chai iá^{n}, m̄ bat thia^{n}-kì^{n}.

Hiān-sî tī Tâi-oân chám-jiân ū hó ki-hōe thang iā hó ê chéng-chá, í-kip tùi pát lâng só iā-ê lâi siu-sêng. Siōng-tè ū khui chē-chē mn̂g-lō hō lán ē-tit jip-khì. Bô lūn khì tó-ūi lâng ê sim chin kam-goān sêng-siū hoa^{n}-hí beh thia^{n} tō-lí. Kiám-tú-chhái m̄-bián kòe lōa-kú hiah ê mn̂g-lō chiū ē sat bát-bát. Kiám-chhái m̄-bián kòe lōa-kú lâng chiū chin bô ài thia^{n}. Hiān-chhú-sî bô sím-mih lâng thang khì pò in tit-kiù ê hoat-tō hō in chai.

Hia^{n}-tī-ah! lín kiám bô beh khó-liân in sòa hō in thang chai Thi^{n}-pē ê khó-liân. Hiān-sî lūn chū-chip-pài Siōng-tè ê só-chāi ták-ūi nā ū chít ê Thoân-tō--ê tióh koh chha-put-to jī-cháp-gōa lâng chiah ū kàu. Hia^{n}-tī-ah! lūn-kàu Tâi-oân lâng ê sìn-hûn tú-tióh hiah tōa gûi-hiám ê sū, lín ū sìn che-mah? Lūn-kàu

圖 2.《台灣教會公報》在十九、二十世紀交接期間的樣本。

灣教會公報全覽》出版，共 77 冊，每本約 600 頁。第一部分白話字（羅馬拼音字）版，從 1885 到 1968）年共 26 冊。

這是台灣的第一份報紙，保存了很多當時社會的種種紀錄，譬如我一再提到顏振聲寫的〈南部教會醫療傳道史〉，首先在此教會報連載。其他有關醫療方面，「《台灣教會公報》的寶藏」單元的討論，主要就是從《台灣教會公報》挖掘找來的醫學史典故。此報 1969 年 3 月以後才改為漢字中文，賴永祥教授認為「用教會白話字表達，這對現代讀者而言，或有「文字『障』的感覺 ，但對研究台語文的人而言，確實是寶庫」。

對台灣語言的貢獻中，語言的統一化，用羅馬拼音字可能比漢字更有效果。報紙也提供文學的寫作的園地，譬如羅馬拼音字寫的小說，比目前大家稱為「台灣文學之父」的賴和的第一篇小說更早。下面討論幾本從南台灣出版、南台灣的歐美醫師編輯跟醫學及語言有關的幾本書，對醫學、對語言都很有意義。筆者已寫過兩篇文章介紹戴仁壽醫生的小文（註 4,5），他對台灣的醫療以及痲瘋病人的照顧貢獻良多，不過很少人知道他對語言的貢獻。

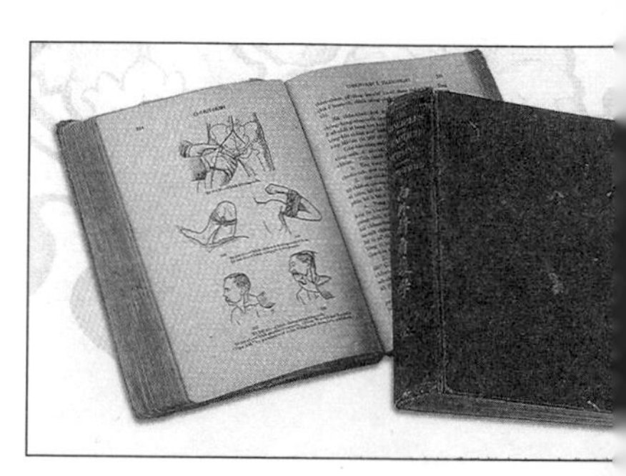

圖 3.《內外科看護學》書的外表及內頁。謹謝彰化基督教醫院提供。

戴仁壽醫師與台灣醫學語言

戴仁壽醫師在台南的新樓病院工作時期，為了想提升看護及助手的醫療常識及水準，後來又想統一醫學及護理的語言術語，也為了訓練本地的醫護人才需要教科書，於是在繁重的工作期間，編纂了一部用羅馬拼音字書寫 Holo 台語的護理教科書《內外科看護學（*The Principles and Practice of Nursing*）》（註 6）（圖 3,4）。

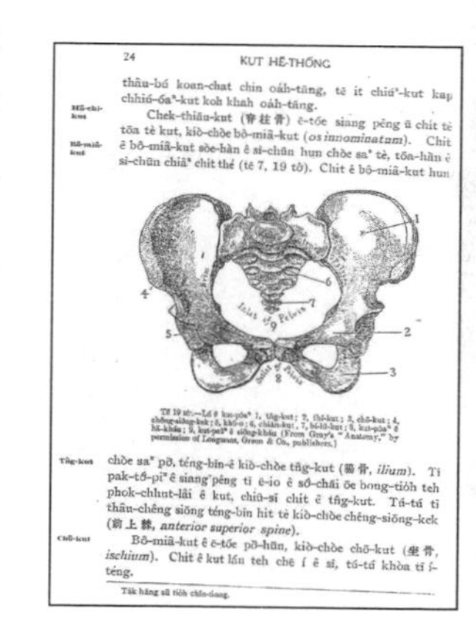

24　KUT HĒ-THÓNG

thâu-bú koan-chat chin oáh-tāng, tē it chiú'-kut kap chhiú-óa"-kut koh khah oáh-tāng.

Chek-thiāu-kut (脊柱骨) ē-tóe siang pêng ū chit tè tōa tè kut, kiò-chòe bô-miâ-kut (*os innominatum*). Chit ê bô-miâ-kut sòe-hàn ê sî-chūn hun chòe sa" tè, tōa-hàn ê sî-chūn chiâ" chit thé (tē 7, 19 tô). Chit ê bô-miâ-kut hun

(From Gray's "Anatomy," by permission of Longmans, Green & Co., publishers.)

chòe sa" pō, téng-bīn-ê kiò-chòe tn̂g-kut (腸骨, *ilium*). Tī pak-tó-pī" ê siang pêng tī ē-io ê só-chāi ōe bong-tio̍h teh phok-chhut-lâi ê kut, chiū-sī chit ê tn̂g-kut. Tú-tú tī thâu-chêng siōng téng-bīn hit tè kiò-chòe chêng-siōng-kek (前上棘, *anterior superior spine*).

Bô-miâ-kut ê ē-tóe pō-hūn, kiò-chòe chō-kut (坐骨, *ischium*). Chit ê kut lâu teh chē í ê sî, tú-tú khòa tī í-téng.

圖 4. 書內代表性的一頁（註 6），有圖且用英文說明出自何處，偶可看到漢字醫學術語於括弧內。

這本書除了羅馬拼音字外，有少許漢字及英文註解，有很多插圖。他耗時費力地收集、整理，並參考英國、加拿大、中國及日本等出版的護理手冊及教科書。戴醫師這本書於 1917 年 10 月 5 日刊行，是台灣第一本用 Holo 台語撰寫有關醫學或護理的教科書，更是第一本用羅馬拼音字書寫有關科學的書。

其實這本書不只護理界，醫界也需要一本適用的書。在那個時代，不懂漢字，透過羅馬拼音字，就可學習醫療、護理或科學，的確很有意義。那時候（1917 年左右）在台南當看護婦（護士）的人，學習羅馬拼音字比學漢字或日文更容易。那時台灣醫學校成立已快二十年，在中南部的教會醫院如新樓及彰化基督教醫院，仍有以學徒方式來養成醫師，這本書對那些學醫的學徒（見習生），一樣很有幫助、影響，對醫學教育貢獻很大。

《內外科看護學》用羅馬拼音字撰寫，有些名詞會加上漢字，書中有很多插圖（圖 3）。全書主要分四部分：解剖生理學、普通看護學、外科看護學及內科看護學，總共 675 頁，內容很豐富。在當時而言，不只從事看護學（護理）的人或醫學學徒，對其他醫護人員也是很重要的參考書。

許多醫學專有名詞的翻譯，尤其困難。 他來台灣才幾年，本地語言雖已十分熟練，仍須早些來台的宣教師幫助。他參考了 Mrs. Bayard Lyon 翻譯的中文本（註 7）、日本 Dr. Onda 的字典及高似蘭（P. B. Cousland，1860-1930）編撰的英漢《醫學辭匯》（*Lexicon of Medical Terms*）為標準。許多專業名詞，他反覆對照後，才定稿完成。陳大鑼出力最多，最後由陳先生作多次校稿而成；陳大鑼還到日本橫濱做校對工作（註 3,6,7,8）。

戴夫人是護士，以專業知識用心閱讀全稿修正。1917 年 10 月 5 日，在日本橫濱市福音印刷合資會社印刷完成，10 月 8 日由台南新樓冊房發行（註 3,6,7,8）。當時不只是當地的醫界及護理界使用，外籍宣教師也都人手一冊。彰化基督教醫院院院史館收集的幾本，就是由外籍宣教師使用後留下來的。這是他們的字典，是他們與病人溝通找詞彙的最佳工具。筆者手上有一套兩本的影印本，這套是 1990 年代時，有幾位熱心研究羅馬拼音字書寫台灣語言的人士所影印的（註 6）。

安彼得醫生與白話字醫書

早期的歐美醫生訓練了一些「學徒」當助手，也因此訓練了不少醫務人員，可說是最早期的醫學教育。安彼得醫生 1878 年來台灣後，更擴充了學徒訓練制度，並使之較制度化。他訓練了不少見習生，他們不只臨床上見習，也要上課，還請秀才林燕臣教授漢文醫書的課（註 9）。

從《台灣府城教會報》刊登招收見習生的消息，略可看出見習生的一些訓練方式。十八歲以上懂白話字（羅馬拼音字）是必須的條件，見習約須四年。白話字是必須的條件，而漢文只要略知即可。從周瑞醫師的《限地醫生－周瑞醫師傳記》中可知，學徒式的醫學教育更制度化（註 10）。他受訓練期間比上述《台灣府城教會報》的報導較晚些。

最近注意到《限地醫生》最後一部分的醫療文物的圖片中，列出課本之一的《Sin-Thé

Lí ê Tsóng Lūn》（身體理的總論），看封面及列出的兩頁，是用白話字寫的，很像是翻譯的解剖學講義。看來比《內外科看護學》更早出現，很可能只是給見習生的講義，並沒有正式出版。

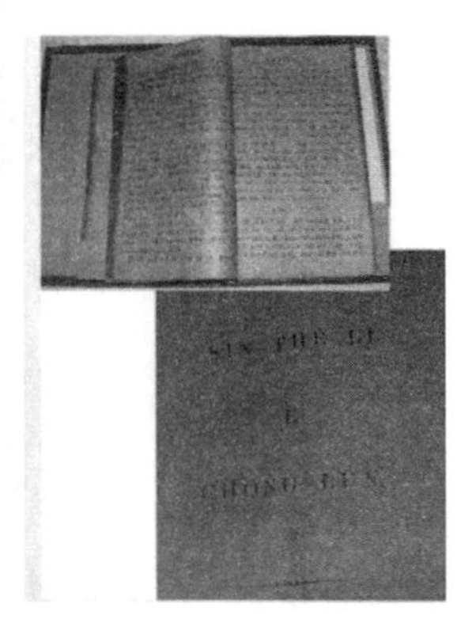
圖 5.《Sin-Thé Lí ê Tsóng Lūn》（身體理的總論）（來自：註 13）。（謹謝周維賢先生提供）

黃茂卿著作的〈太平境馬雅各紀念教會 90 年史〉一文中提到，林燕臣「幫忙安彼得醫生翻譯醫學書籍」（註 11），但未列出這典故的出處，而前面提到白話字的《Sin-Thé Lí ê Tsóng Lūn》（身體理的總論）醫書，可能就是林燕臣幫安彼得翻譯的醫書。我到目前還沒找到這本白話字寫的書，希望以後能找到更多資料。1906-1911 年是周前輩在新樓及打狗醫院，接受安彼得、蘭大衛及馬雅各二世訓練時的年度（註 10），所以這課本應該比《內外科看護學》更早出現。

《Sin-Thé Lí ê Tsóng Lūn》很可能是第一本在台灣發行的 Holo 台文醫書。有可能是林燕臣自漢文翻譯的醫書，或安彼得醫生口述由林燕臣用白話字寫下，當然仍可能由安彼得醫生自己寫，因為 1898 年時，安彼得醫生已來台二十年，福老台語已經非常熟練。

中南部長老教會醫館的藥典手冊

在彰化基督教醫院院史的《蘭大衛醫生與百年醫療宣教史》（註 12）書中，我看到《藥局的藥品及備藥》一書於 1922 年出版。這本是台南與彰化兩家長老教會醫館的共用藥方集，由當時的馬雅各二世、蘭大衛以及周惠燐（or 潾）三位醫師共同編輯。

《藥局的藥品及備藥》一書是採用羅馬拼音的白話字，並附加英文撰寫而成，是一本攜帶方便的袖珍型書籍（圖 6），使用者可放於口帶內，隨時可翻閱這本「醫師常用處方集」。據說這本藥典記錄了當時藥物學的發展、醫療背景、醫師用藥習慣等，還有相關醫學常識，並記載有關眼科、外科的知識，消毒方法、顯微鏡檢查法等，可惜我尚未看到原書。

討論及結語

不論從台灣醫學史、台灣語言史或基督教傳教史等各種角度來看，早期外國宣教師們使用的羅馬拼音字，不但是他們最方便學習台灣語言的工具，對台灣的基督教傳教、台灣醫學及護理的現代化，甚至可說對台灣現代化都有貢獻，是醫療宣教師對台灣多方面的貢獻之一。

羅馬拼音字很有效地促進歐美人士或歐美宣教師對台灣的瞭解，而且用羅馬拼音字來當作教育的文字，在一般教育還不普及的年代，對台灣人也很有效，透過羅馬拼音字來學習各種新知，有利於促使台灣醫學的現代化。何況

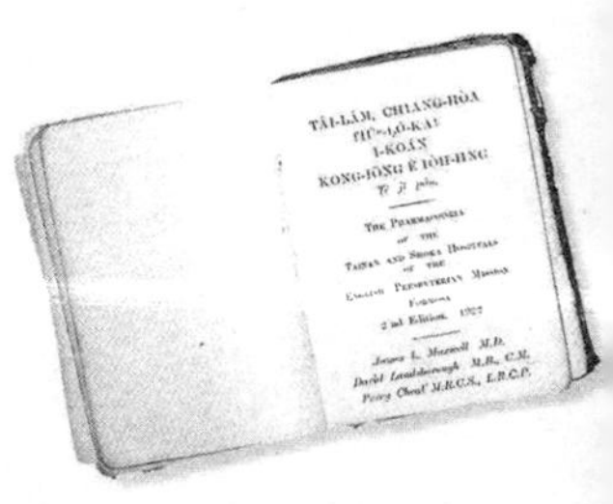

圖 6. 彰化基督教醫院與新樓醫院合作發行的《藥局的藥品與備藥》，謹謝彰化基督教醫院提供。

教會公報還提供資訊，提供發表寫作的工具及園地。

現在大家非常習慣用漢字，有了漢字的包袱，學習羅馬拼音的語言文字，反而比較困難。不懂漢字的外國人，以及上述的前輩，甚至在美國的台灣人第二代，學習羅馬拼音的語言文字反較容易，這也值得大家多來探討的題材。

上面曾提到賴永祥教授說過，白話字的《教會公報》「對研究台語文的人而言，確實是寶庫」。在網路上就有一網站，「台灣白話字文獻館」：http://www.tcll.ntnu.edu.tw/pojbh/script/artical-dta349p.htm，有興趣的人可以去看看。（註 13）

非常感謝賴永祥教授及各醫院出版的院史或各種出版物（包括網路資訊）供給許多資料及圖片。

參考文獻

1. 朱真一（2008），〈早期歐美的醫界人士與台灣語言〉，《台灣醫界》，51: 493-497。
2. 朱真一（2007），《從醫界看早期台灣與歐美的交流（一）》，台北，望春風文化。
3. 賴永祥，《教會史話》，在賴永祥的「賴永祥史料庫」用其搜尋欄放入題目可找到。http://www.laijohn.com/（2012.12.2）。
4. 朱真一（2008），〈Dr. George Gushue-Taylor（戴仁壽醫師）: 1. 生涯及對台灣的貢獻〉，《台灣醫界》，51: 267-271。
5. 朱真一（2008），〈Dr. George Gushue-Taylor（戴仁壽醫師）: 2. 照顧台灣的痲瘋病人〉，《台灣醫界》，51: 358-362。

6.Gushue-Taylor, G.（1917）.*The Principles and Practice of Nursing*（內外科看護學） Tainan, English Presbyterian Mission Hospital, 1917.（手上有由楊允言影印，未正式出版的版本。

7. 賴永祥，「賴永祥講書」—《內外科看護學》成書 ê 經過。http://www.laijohn.com/works/kangsu/14.htm

8. 陳美玲，〈介紹本土最早的一本「內外科看護學」〉。http://www.laijohn.com/archives/pm/Gushue-Taylor,G/works/ nursing/Tan,Bleng.htm（2012.12.2）。

9. 杜聰明（1963），〈台灣基督教會醫學史〉，《台灣醫學會雜誌》，62: 179-196。

10. 台灣教會公報社編輯委員會（2008），《限地醫生——周瑞醫師傳記》，台南：台灣教會公報社。

11. 黃茂卿（1988），《太平境馬雅各紀念教會 90 年史》，台南：太平境馬雅各紀念教會。

12. 陳美玲（2000），《蘭大衛醫生與百年醫療宣教史》，彰化市：彰化基督教醫院。

13. 台灣白話字文獻館：http://www.tcll.ntnu.edu.tw/pojbh/script/artical-dta349p.htm（2012.12.2）。

第八章

1860、70 年代南台灣的族群問題：馬雅各及萬巴德的觀察

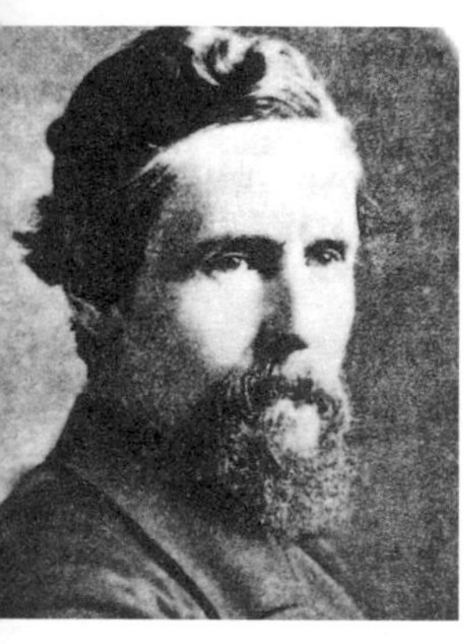
圖 1.1880 年時，較年輕的馬雅各醫生。

前面幾章以及其他拙著（註 1-3）寫過不少第一、二位來台的歐美醫師：馬雅各醫生及萬巴德的故事。他們不但為高雄及台南地區的民眾提供醫療服務，還有不少的其他貢獻。圖 1、2 是他們較年輕時的照片，較接近他們在台灣時的樣貌。

現在有些留存的報導文獻，顯示他們對台灣當時的族群關係的看法。他們在 1860、70 年代的旅行觀察，都提到平埔族及原住民的問題，並提到客家。即使一百四十多年後再看，仍很有意義。這一章要討論他們對族群問題的經驗、觀察及看法。

台灣府海關的必麒麟先生首先告訴馬雅各，平埔族人對歐美人相當友好，於是他們一起去拜訪。必麒麟的書中有一章談到 1865 年 11 月的拜訪及旅行（註 4）。根據《台灣醫療宣教之父—馬雅各醫生傳》（註 5），幾年後（1871 年），馬雅各醫生與英國攝影師 John Thomson 先生又去拜訪平埔族。Thomson 的書談到並刊出那次訪問

的相片，可惜我沒找到此書。馬雅各跟平埔族及原住民的來往，當然不只這兩次而已。

更有趣的是第二位來台的歐美醫師萬巴德醫生自己寫了一文，回憶台灣的生活及旅遊經驗（註6）。他以親身的體驗，報導對台灣族群的觀察，文中有非常動人的描述，還寫了些看法及感慨。約一百四十年後來看，仍有讓人「身入其境」的感覺。我另文曾報導過他這篇文章（註7），這裡再整理他有關台灣南部地區的族群問題的部分。

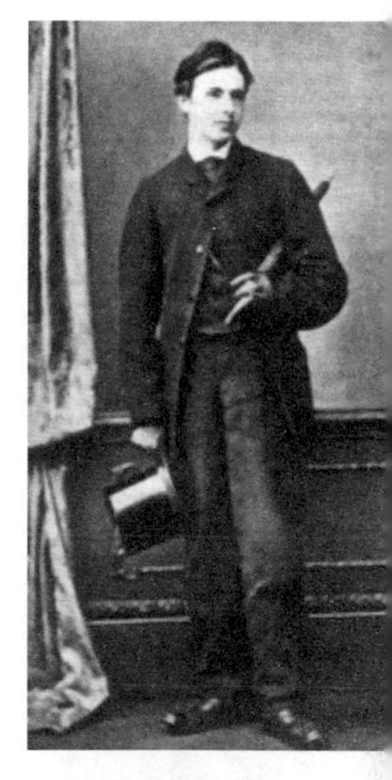

圖2.年輕時的萬巴德，此張照片大約攝於來台前兩年（1864）。

必麒麟邀請馬雅各去平埔族部落

1865年11月，馬雅各醫生與必麒麟先生往台南東北山區（現在的新市、崗仔林一帶）去拜訪西拉雅平埔族人。前面的章節（尤其是I-3章）曾寫過他們那次的訪問，這裡再補充之前沒談到的部分，也會作較詳細些的討論。順便一提，必麒麟的書 *Pioneering in Formosa*（註6），有吳明遠翻譯的譯本，稱為《老台灣》，是台灣銀行刊印的「台灣研究叢刊」第60號，1959年出版，我沒有找到這個版本，所以只看找到的英文版。最近有陳逸君重新翻譯，以《歷險福爾摩沙》為書名，由前衛出版社發行出版（圖3）。

最近看到其他文章提到必麒麟為何邀請馬雅各去平埔族部落，文中討論了不少族群關係

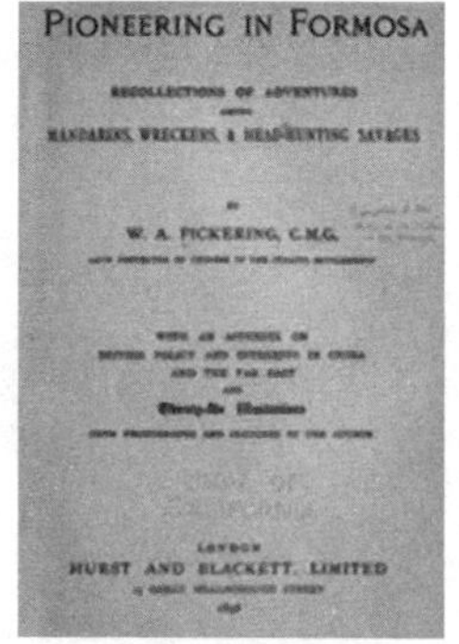

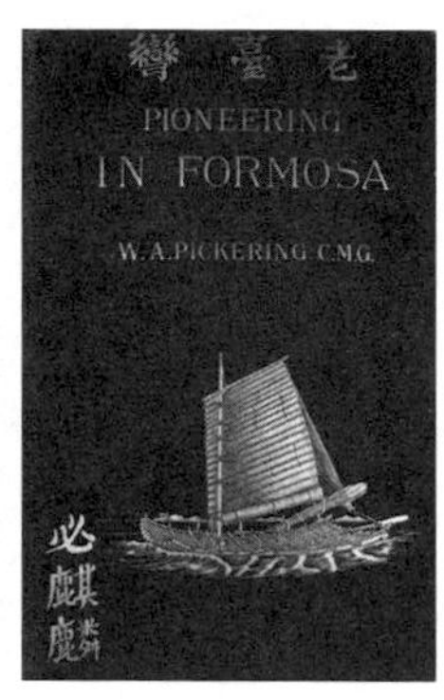

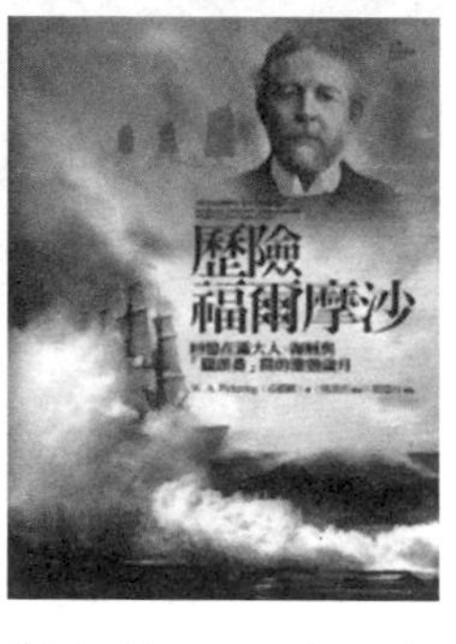

圖 3.*Pioneering in Formosa : Recollections of Adventures Among Mandarins, Wreckers, & Head-hunting Savages*。1898 ，Hurst & Blackett in London 原版本。新版本很多，到 Google 可找到。上面兩圖是原版本內頁及封面。下面是最近的新譯本《歷險福爾摩沙》封面。

的問題（註 8）。此兩段不知是根據誰的譯文，全錄於下：

「1865 年秋天我還在海關任職時曾經拜訪位於台灣府北方 10 哩處的新港社，在此我看見了一古老平埔族部落，它存在的時間可以追溯至荷蘭統治的時代，新港曾經被那些仁慈的開拓者當成主要的宣教據點，如今的村落也住有當時原住民的子孫，然而這些平埔番的穿戴與中國人相同，並已忘記他們的古老語言了。本村落的頭目是平埔番，是一個小官員因為曾經參與平定太平天國而獲有官職，他由中國帶回來一件戰利品，那就是他藉著箭和弓所擄獲的裹著小腳的中國太太，我和他成為好友，在言談間他告訴我他族人大部分移往內山，他們散居各處甚至最遠處可達遙遠的東部海岸…。

英國長老教會的醫療宣教師馬雅各醫生是我的朋友，他們剛被無知且懷有偏見的居民趕出台灣府，並且被限制只能在打狗港區傳教，當他聽到我的探險計畫後表達希望與我同行，因為他想心思較為單純的原住民比起那些自滿驕傲的漢人更容易接受福音，我竭誠歡迎馬雅各醫師的同行，不只他的人品的高超，同時也是因為他在解熱和眼科方面的醫術卓越廣受推崇。而這種醫療能力一定會讓心思單純的原住民看成是神奇的力量。」

必麒麟寫的訪問報導（註6,9,10）

以下節錄都可說源自必麒麟的書（註6），賴永祥教授在《教會史話》的兩篇文章主要根據必麒麟的書，在「賴永祥長老史料庫」網站上可找到（註9,10）。此節主要依賴教授的兩篇文章。

如上所述，這些地方的平埔族都已漢化，但仍願稱自己為「番人」，他們的村莊不少是荷蘭佔據時代就存在，荷蘭人離開兩百年後的平埔族人，還認為必麒麟、馬雅各是「紅毛親戚」，而熱情地款待。

必麒麟及馬雅各帶著僕人和苦力，攜帶糧食、藥品進入山區。抵崗仔林受到頭目歡迎。這位頭目對清政府負責社務，是族裏優秀的代表人物。必麒麟說那頭目坦白淳樸，並無上述新港小官員具有的那些世故觀念。社民自稱為番，老人還懂些祖先所說的語言。必麒麟說平埔族尊崇早時的荷蘭殖民者，因而對於所有白種人有好感。說白人是親戚，不屬於那些邪惡的剃頭人（指漢人），看到「紅毛親戚」很歡喜。必麒麟及馬雅各聽社民尤其由老婦所說，令他們非常感動。

馬醫生替他們治療瘧疾等疾病，停留兩天

之後，再動身出發。路經一個客家人的村落「南庄」，傍晚到達芎蕉腳。此地社民說他們一面不安於客家人的壓迫，一面又苦於對抗那些獵取人頭的部落，晚飯之後社民唱了些本族的歌曲。馬醫生仍診治病人。翌日再踏上征途，嚮導暗示隨時都會遇獵人頭的番人，但終於平安地來到茇濃，受到頭目的歡迎。

馬雅各就在鄰近村莊診治病患外，隔日適逢禮拜天，他就順便傳教。必麒麟說馬醫生用中國話，在當時的台灣所謂的中國話就是福老（Holo）話來講道。1865 年 11 月，馬雅各來台才半年，他用在廈門待了一年多時學的廈門音福老話。

當時排灣族在另一個村莊，聽到馬醫生在茇濃診治病人的消息，特地派人請馬醫生去治療頭目的疾病，頭目的兒子是養子，本是漢人，幼年時被頭目救出來，懂中國（指福老）話。他們抵達時，也得到最好的款待，有乾鹿肉和煮玉蜀黍。必麒麟看到排灣族的住屋，有些用頭蓋骨及辮子來裝飾。他數一數辮子共有 18 個，就是有 18 個漢人受害於他們。

訪問另一個番社米郎時，碰到另一群獵人頭的原住民班加社人，但他們對馬雅各及必麒麟兩人很友好。不久兩人及僕人們，取道原路，經茇濃、芎蕉腳等地，而平安地回到台灣府。書上必麒麟說與馬雅各醫生同行，很受原住民的歡迎。治療原住民的瘧疾、熱病及眼疾，不少可說像奇蹟一樣地進步。

這次原住民區的旅行，使馬醫生對平埔族有深刻印象。感受他們可接納、友好及歡迎之意，使他日後積極向平埔族及「生番」（排灣族原住民）傳教。陪同馬雅各去原住民區的必麒麟對馬雅各的醫術印象深刻，啟發他日後積極向平埔族傳教的意念。對所謂「生番」的短暫接觸，也使馬雅各感覺他們的友善，應該可相處。

馬雅各另外的經驗

上述的旅行經驗開啟了基督教長老會與平埔族人的多方接觸，有很好的傳教成果。不但附近的西拉雅，更北部的洪雅平埔族，馬雅各的名聲甚至傳到中部巴宰族。主要仍是因為他醫術好，容易接觸各平埔族及更山區的原住民（註 1,5,9-11）。

他的醫療助手中據說有位平埔族的婦女，當然這婦女又可擔任她族人及馬雅各的聯繫管道（註 5）。還有另外一次與他們接觸的經驗，1870 年時二位大社（台中豐員附近）青年受雇於必麒麟，一同前往府城時，必麒麟帶他們參觀醫館，知道馬醫生醫術高明。同年，烏牛欄社頭目開山武干打獵時受傷，慕馬醫生之名，前往府城就醫，開啟了中部平埔族的醫療傳道。

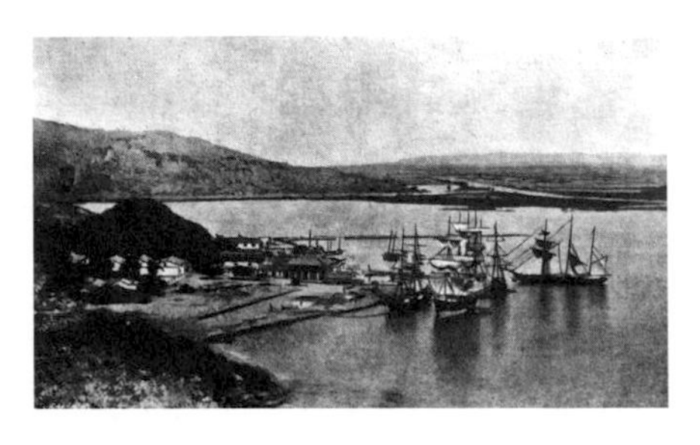

圖 4.1870 年左右的打狗（高雄）的海灣（Courtesy of Takao Club: http://takaoclub.com/）。

另一個跟原住民交往有關的典故必須一提，馬雅各醫生去平埔族地區時，看到用荷蘭時代平埔族羅馬拼音字語言書寫的契約。開啟他用羅馬拼音字來寫聖經的想法，對提倡台灣語文發展很有貢獻，我另有一文報導此事（註 11），這裡不再詳述。

萬巴德的報導

萬巴德是第二位來台灣的歐美醫師。我已報導多次（註 1,3,7）。1866 年 6 月以英國管轄的中華帝國海關醫官身分來打狗（高雄）港（圖 4），同時兼管安平港，1871 年離台到廈門，在台灣五年；台灣是開啟他研究熱帶醫學的啟蒙地。1883 年 12 月又離開廈門轉往香港，1887 年創設香港西醫學校，1890 年返回倫敦繼續研究熱帶醫學，後來創設有名的倫敦熱帶醫學校。不少人稱他為「熱帶醫學之父」，是著名的醫界人士。

1873 年他發表了一篇文章，此文 A Gossip about Formosa（註 6；圖 5）發表於 *The China Review*，內容寫他在台灣時的生活。文章讓我們看到十九世紀中期 1860 年代後期到 1870 年代初期，英國人在台灣的經驗，以及他們對台灣的看法。這一百四十幾年前的文章很值得看。

下面的節錄文，主要是他對台灣族群的經驗及看法。他在台灣時仍是單身而且很年輕（22-27歲；1866-1871），文前他特別先說：「若您（針對歐美人士及遊客）對可愛的景色、遊蕩的生活、晴朗的天空、仁慈的居民、如又喜歡探險及愛打獵的話，台灣再好不過。」在台灣時，萬巴德經常在附近的鄉村觀察當地的疾病，對象皮病及痲瘋病特別有興趣。他甚至深入山區跟原住民打交道，學習原住民的語言。以下的討論不少節錄自以前的拙著（註7）。

萬巴德寫看台灣的族群問題

萬巴德對台灣的族群問題著墨不少，他說他從中國人（Chinaman）區進入客家區，再往山區走，山腳下的是平埔番區以及山上的生番區。他只稱福老人為中國人，客家人不在他所說的中國人內，只是客家人。不過他顯然對中國及台灣的族群相當瞭解。他說的中國人是從福建的廈門及泉州來，已來了好幾代，有些自國姓爺（鄭成功）時代就來。有一次他說他進入一村莊，所有的居民都自稱是鄭成功的軍隊的後代。他說中國人成功地把平埔番趕出肥沃的地帶，逼使平埔番只好到山腳下充滿石頭的不毛之地，夾在客家人與生番之間，其區域界線不甚清楚。有些地區的中國人、客家人或平埔番混住。

A GOSSIP ABOUT FORMOSA.

BY A FORMER RESIDENT.

"How long were you in Formosa?" we are often asked. "Five years," we reply. "Good heavens, how could you exist so long in such an outlandish hole. You could have no society there, no amusements, a blazing sun and murderous savages." We are pitied, and when we express our liking for the place, our truthfulness or our sanity is doubted. Yet we do like the place; in our memory it is a pleasant corner, and over the time we passed there we often sigh "The days that are no more."

The steamer-travelled tourist, who only

圖 5. 寫台灣休閒活動及報導當時台灣情況文章的第一頁（註 4）。

客家人則夾在平埔番與中國人之間，客家人也一樣虎視眈眈地想要奪取平埔番人的不毛之地及所有物，中國人則向客家人及平埔番兩族人搶取。客家人數少得多，但不會被中國人同化掉，因為他們有自己的語言、衣服、性格等等。客家人跟鄰居族群用同樣的方法耕田，但鐵工技術比中國人高明。他知道客家人來自廣東，說可能因為在廣東時跟「本地人」的戰爭（械鬥）輸了而到台灣來，他也說廈門附近也有些客家莊。

萬巴德看平埔番問題（註 6,7）

他對平埔番不久就會消失而感到悲傷，他說平埔番就要消失得一點痕跡也沒有，也許只有荷蘭人的古書上還會有點記載。語言早已死亡，他說來台五年只遇到一次有人還會講點她小孩時候講的語言。他說有次到一從未曾有歐洲人去過的村莊，當他們坐下來休息，當地的居民就帶來一位顯然是古老時代的「遺物」的盲老太婆，那老太婆就向歐洲人講她小時候的話。

萬巴德推測，那些村人想知道他們已喪失的語言（或者荷蘭話？）跟這些歐洲人是否一樣，他聽到那老太婆接著說用中國話（福老話）說「不一樣啦，不一樣啦」。他認為平埔番對兩百年前的荷蘭人有好感，且仍還懷念荷蘭時代，甚至說「荷蘭人一定是仁慈及聰明的統治者」。

他特別提到平埔番人的優點是好客、勇敢、慷慨及可信賴，可是這些優點不但不是可以防止他們趨向滅亡，反而是加速被消滅的原因。平埔番也很粗心、無遠見、聽天由命而無隔宿之糧觀念的特點（careless, improvident, happy-go-around, hand-to-mouth），所以很容易地被那些貪心、懂存款、會精打細算的狡猾中國人所騙。中國人很喜歡借錢給樂天由命的平埔番，平埔番人借錢馬上可享受想要的東西，用自己的田園或房子當借錢的抵押。當然很少平埔番人後來能還錢，中國人就很便宜地佔有了平埔番的財產。原來的主人就此喪失了一切，一步步地被侵佔被趕出自己的地盤。

平埔番族人雖知道他們自己的弱點，自己的荒唐，但他們沒有組織、沒有計劃如何來改革。他說有時歐洲人還被平埔番人請去調停他們族人間的問題，或請歐洲人來幫忙阻止入侵者（大概指中國人）的「陰謀」。可是平埔番的宗教及傳統漸漸地消失，譬如家中傳統掛的鹿頭或野豬頭的裝飾，變成由中國人的神像取代，本來的音樂、遊戲及日常生活習俗都蕩然不存。

以上用「中國人」、「平埔番」及「生番」

等族群的字眼，只是反映原文用法，不是對那些族群不敬。很有趣的是他們文中也說中國人稱歐洲人為「番」。上面提過萬巴德去學習原住民的語言，讀此文知道他懂福老台灣話，他文中的拼音都很正確。他在打狗也去基督教會的醫院幫忙，診治當地的台灣民眾（註 3,7）。

參考文獻

1. 朱真一（2007），《從醫界看早期台灣與歐美的交流（一）》，台北市：望春風出版社。
2. 朱真一（2011），〈戰前臺灣對肺吸蟲症的貢獻〉，《臺灣博物季刊》，30（3）：34-41。
3. 朱真一（2010），〈為什麼稱 Dr. Patrick Manson 為萬巴 醫生？——兼談來台歐美醫師的漢名及典故〉，《台灣醫界》，53：204-208。
4. Pickering WA. (1898). *Pioneering in Formosa: Recollection of Adventures among Mandarins, Wreckers, & Head-Hunting Savages*. London, Hurst and Blackett Limited. P.p.98-112.
5. 潘稀祺（打必里。大宇）（2004），《台灣醫療宣教之父一馬雅各醫生傳》，台南：新樓醫院。
6. A former resident (Manson P）. (1873). “A gossip about Formosa.” *The China Review*. 2: 40-47.
7. 朱真一（2007），〈談 Dr. Patrick Manson 對台灣及醫學教育的看法〉。In 《從醫界看早期台灣與歐美的交流（一）》，台北市，望春風出版社，頁 193-201。
8. 林昌華，「馬雅各醫生」，台灣原住民族歷史語言文化大辭典。網站「賴永祥長老史料庫」http://www.laijohn.com/archives/pm/Maxwell,JL/brief/ppz/Lim,Choa.htm（2012.11.25）。
9. 賴永祥，「馬雅各初訪平埔社」，在「賴永祥長老史料庫」的教會史話。http://www.laijohn.com/ （2012.11.25）。
10. 賴永祥，「紅毛親戚」，在「賴永祥長老史料庫」的教會史話。

http://www.laijohn.com/（2012.11.25）。

11. 朱真一（2008），〈歐美醫師與台灣語言〉，《台灣醫界》，51: 493-497。

第二部

戰前出身台南
留學歐美的醫界人物

早期（第二次世界大戰前）留學歐美的醫界人士，出身於台南者人特別多，看完第一部分，會瞭解為什麼台南人最多。台南市是現代醫學的發祥地，探討更多台南的醫療史後，瞭解有更多題材可討論。便把從前寫過的關於這些人物的文章重新補正改寫，編為此書的第二部分。

第一章

第一位美國醫學院的台灣畢業生：劉清風醫師

當我開始尋找早期留學歐美的台灣人醫界人物，最先找到的是劉清風醫師。我先從林宗義教授那裡，知道劉醫師畢業於美國醫學院。然後在美國台美人的報紙刊登尋找劉醫師的消息後，他的兒子劉俊宏、女兒劉真真及女婿陳紹紀、大女兒劉娫娫，都與我聯絡並提供資料。劉醫師畢業於印第安那（Indiana）大學醫學院後，我去信給該校的校友會，他們很熱心地將仍可能健在的同學名單給我，我寫信給十位同學，有三位還回信給我。

另外，陳君愷寫的《日治時期台灣醫生社會地位之研究》（註 1）一書有些劉醫師日據時代的資料，他的女婿陳紹紀也曾在《北美洲台灣人醫師協會會報》寫過他（註 2），另外「賴永祥長老史料庫」也有不少劉家相關的資料（註 3）。十幾年前（2001 年），我曾在《台灣醫界》寫文章介紹他，該文收錄到拙著《台灣早期留學歐美的醫界人士》內（註4）。這章改寫及更正些資訊，強調與台南的關聯。

讀醫學院前的生平及教育

劉醫師是 1900 年 10 月 21 日（農曆）生於台南市。其祖父劉光球是來台的清朝軍官，後轉為市販經營雜貨鋪，育四子。四兄弟很早分家後，各自創業。其父錫五與伯父端山兩兄弟繼承家業致富。從賴永祥長老史料庫找到些劉錫五的資料，他就曾讀長老教中學校。

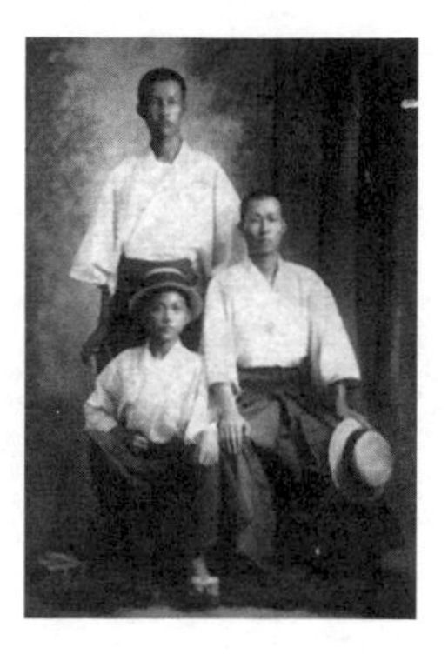

圖 1. 劉清風（左坐者）於京都時（約 1914 年），與劉青雲（後）、林茂生（右）。從網站：http://www.laijohn.com/Laus/Lau,Chun/recollections/1910-1915.htm。

劉家一向思想開通前進，兩兄弟後來都受洗皈依基督教。他兄弟兩家子女出外求學很多，共有十九人畢業於島外的大學（註 2）。關於劉家的文章及著作不少，若到「賴永祥長老史料庫」搜尋，可找到不少資料。台南劉家得風氣之先，早早去歐美留學者不少。

劉醫師早歲就讀台南太平境基督長老教會附屬小學，11 歲（另文 13 歲）轉入日本京都尋常小學校，第二年轉入京都同志社中學。會轉入同志社中學是受林茂生先生影響，同志社是西洋傳教士在京都所設立的學校。林茂生先生後來於美國哥倫比亞（Columbia）大學獲得博士學位，曾任台大先修班主任（很多文獻說文學院院長，也有人去查證，但無法證實），1947 年二二八事變時被殺害。因為林先生曾就讀同志社，可能因此該校成為台灣基督教徒嚮往的學校，劉清風醫師很早就隨堂哥劉青雲就讀京都同志社中學（圖 1）。

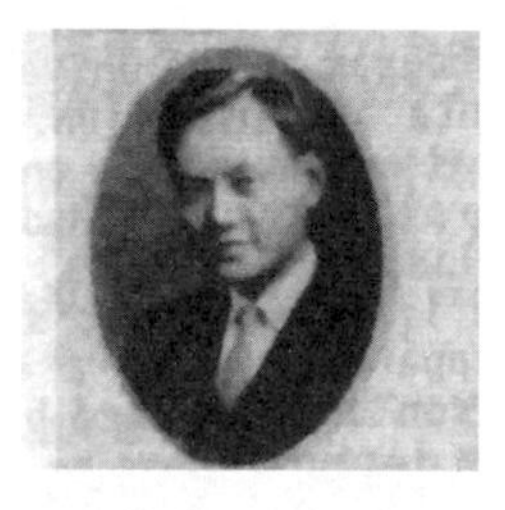

圖 2. 劉清風醫師畢業紀念冊上的畢業照片，他的一位同班同學送副本給我。

同志社是美國的教會人士及留學美國的日本人所辦的學校，以西方式教育為主，修習英文課程也多，所以劉清風會有嚮往美國就讀的念頭。他的堂兄劉主龍（主能）也很鼓勵他，劉主龍後來畢業於哥倫比亞大學。劉清風在同志社就讀期間受洗入教，中學畢業後就隻身橫渡太平洋到美國，先入南達科塔（South Dakota）大學就讀。

就讀醫學院

南達科塔大學那時還沒有完整的醫學院，只有基礎醫學課程，讀完基礎醫學課程，可再轉往其他醫學院（通常到印第安那大學，好像是學校間定好的合作計畫），再修臨床課程二年就可畢業。所以劉醫師於 1924 年從南達科塔大學畢業後，隨即前往印第安那大學醫學院，1926 年畢業於該大學的醫學院，得到 MD（Medical Doctor）的學位。

他在美留學期間情形如何，沒有紀錄，他也沒有自傳或文字傳世。上述我去信給他的同學們，所得到的回音都說他是很得大家喜歡的（well-liked）、和藹可親的（affable）、很受尊敬的（well-respected）。雖是富家子弟，劉清風在美國讀書時，暑假也去打工，在餐廳洗過碗，還曾去屠宰場殺豬。他的女婿陳紹紀曾寫一文，刊登在《北美洲台灣人醫師協會會報》

（註 2），有較詳細的記載。他的子女及女婿們都感嘆他那時寫字之清秀整齊，人體畫描之優美以及他基礎醫學知識之堅實，可見他的確下過一番工夫努力學問。

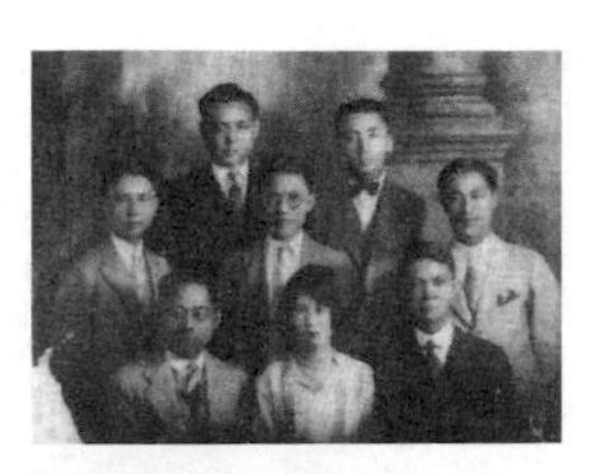

圖 3.1926 年參加台灣人於紐約舉辦的第一次懇親會。（劉清風在最後一排左）

他在美期間除了在南達科塔及印第安拿波里斯（Indianapolis）之外，到其他地方活動的詳情查不到紀錄，也不知道。只知道他曾出席 1926 年 2 月 21 日在紐約召開的「台灣懇親會」（圖 3）。合照中劉清風醫師也在場。那張照片另有杜聰明、黃朝琴及夫人佩雲、李昆玉、郭馬西、羅萬俥、吳錫源。2 月 21 日學校應尚未畢業。這張照片在日據時代《台灣民報》上也刊登過。杜聰明的回憶錄也提及這次的聚會。

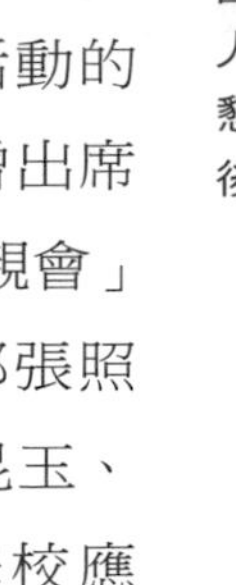

畢業後的事業經歷（圖 4）

劉清風醫師畢業後就受聘赴上海復旦大學任生物系教授兼主任，二年後轉往北京協和醫學院研究寄生蟲學。1929 年 6 月回台南市懸壺開業青峰醫院。1931 年與畢業於日本東京女子醫專的莊采芳女士結婚，兩人繼續在青峰醫院開業行醫。

他開業的同時也非常活躍於社區的活動，上述陳君愷那本書（註 1）提及：日據時代他參加「南洲俱樂部」，並是南支部委員的紀錄，又是「台灣地方自治聯盟」的聯盟成員。他沒

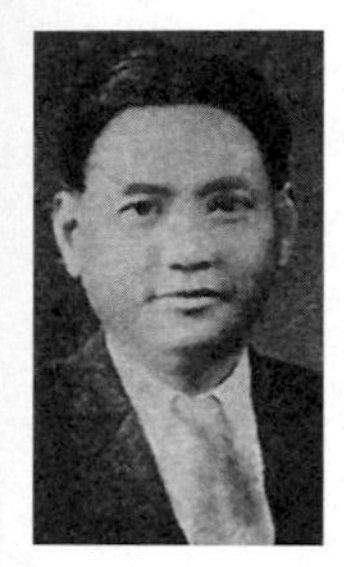
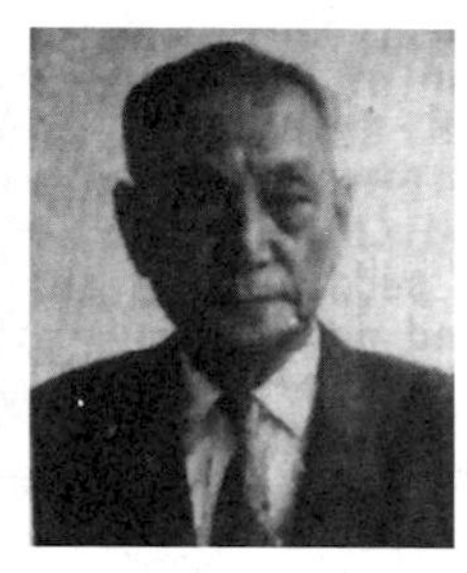

圖 4. 生涯中壯、老年相片（年紀不詳）。

參與「台灣文化協會」，大概是因為他 1929 年 6 月才回台，文化協會在 1927 年就分裂了，自文化協會退出的人士組成了「台灣民眾黨」。

他同時也積極參與實業界，陳君愷那本書列舉劉醫師曾任「台南州地主會理事」、「台南總商會理事」，以及「東亞信託株式會社取締役」、「台灣新民報社相談役」等職務（註 1）。當時醫師的收入高出其他行業甚多，參與實業界人士很多。他夫婦兩人開業，又加上他的父親經商有術，早就是台南有名的大地主。

畢業後其他活動

1936 年他陪父親劉錫五出國做環球旅行，選擇從哈爾濱搭火車橫越西伯利亞前往歐洲，還去參加那年的奧林匹克世界運動大會，再周遊歐美各國。當日本突襲珍珠港，太平洋戰爭爆發後，在台灣一向照顧痲瘋病的外籍醫務人員被日本政府驅逐。他受託出任淡水樂山園的院長，悉心照顧痲瘋病患不遺餘力。戰後又再回到青峰醫院繼續行醫。

他的子女說，劉醫師個性正直容易得罪人，很勤儉，對父母非常孝順，是孝子。因此很少替人看病執業，他於二次大戰後行醫漸漸減少，曾當亞洲航空公司的醫師。他女婿說，他以經營家業為主，打高爾夫球及養家畜種果樹為樂。為了懷念父親，在虎尾寮創設「錫五農場」。劉醫師戰後也仍熱中於社區活動，參加紅十字會、青年會、醫師公會、高爾夫球俱樂部等。1954 年受託籌備並創立台南扶輪社，也擔任創社社長。任內又輔導設立嘉義、屏東等扶輪社。

後因有子女在美國，經常來美，曾參加海外台灣人的活動。據其女婿撰寫之文，他不滿政府腐敗，更懷恨執政者對台灣人之歧視，每次來美都鼓勵台灣人的建國運動。有次參加美東夏令會，其發言驚動在座同鄉。他於 1978 年到美訪問時，於 4 月 27 日病逝西雅圖的 Sweden 醫院。遺體安葬於西雅圖當地的陵園。

來美留學對台灣學生留美的影響

觀其一生，什麼是他去美國的動機？他生在基督教的家庭，視野比一般人廣，深知其他國家的情況。他先在日本教會人士辦的同志社中學就讀，耳濡目染又受堂哥及教會前輩的影響。無論如何，他越洋去美國讀醫在當時的確是驚天動地之事。他這拓荒般的事蹟有沒有影響以後的學子去美國習醫呢？

戰前有位林德翰（國棟）先生是美國 Pennsylvania（？）醫科大學畢業，很少他的資訊，不知畢業年份。另外有位王振明醫師，中學時（約 1925 年）從中國就前往美國，讀完大學後至華盛頓大學（George Washington University）醫學院習醫，於 1940 年畢業。王家是中部的基督教家庭，雖然他有可能聽說劉清風留美的事蹟，但他是從中國前往美國，大概不是受劉清風的影響。

劉清風的妹妹劉聰慧讀女醫專當醫師外，還曾去杜聰明的藥理學教室（科）研究，獲得博士學位。在 1947-1949 年左右還曾到美國留學過一、二年，不知在何處也不知做何工作。她大概是台灣第二位女醫學博士，有可能是受到兄長的影響到美國留學。

更晚輩的人士，尤其戰後，比較難估計他的影響力。他女兒說他曾設立獎學金鼓勵學生去美國留學，對鼓勵戰後早期的學生到美國留學有貢獻云。

對台灣／祖國意識

前面提到他後來經常到美國，很鼓勵台灣人的建國運動。但他在美國醫學院一畢業後，卻不是回台灣而是到中國的上海及北京工作。我曾看過他的印第安那大學醫學院畢業證書（他的子女可能仍保存著），上面寫的名字雖是「Seifu Ryu」日式音的正式（如護照）名字，但他應該也要求學校當局加一括弧，寫著「Chin-feng Liu」是用華語發音而不是用福老台語的「Lau」。相信他那時的祖國意識大概仍非常強烈，不然不會在正式文件上加註華語拼音又到中國去貢獻所學。當然另一主因也應提及的是：日本政府及日本人對台灣人的歧視。

上面討論到劉清風的「祖國意識」，另一有趣的觀察，劉清風他的弟弟劉青黎（Lau, Tsing-Lai，約 ?1903-?1997），也是同志社畢業，但後來在中國的嶺南大學讀書，畢業後，先在伊利諾大學（University Illinois）就讀，再到威斯康辛大學（University of Wisconsin）讀書，拿到博士學位（主修化學？），畢業就到中國從事研究及工作。娶了廣東人為妻，一直在中國就業，戰後回台在國民政府擔任某單位主管。1951 年移民美國，長期在加州大學戴維斯分校（U. California in Davis）工作，1990 年代曾去參加台灣人夏令會。

他有幾位妹妹日據時代曾到中國留學，有畢業於嶺南大學的，有位（劉快治）戰前曾至美國讀教育，還當過屏東女中的校長。根據劉醫師子女的說法，他的兄弟姐妹中有親中國的，也有傾向台灣獨立的。

日據時代台灣士紳的祖國意識大概仍很濃厚，或許他到中國以及後來戰後看透了中國政府腐敗及對台灣人之歧視，因而有鼓勵台人建國的言論。台灣人到中國去服務的，早期留學歐美的先輩中有好幾位，相當普遍（註 5）。

對台灣醫界的影響

我們台灣人醫師應該慚愧的是，一些殘障或智能障礙的病患及痲瘋病人，一向都是靠外國人在替我們照顧。劉清風醫師打破了這個慣例，出任樂山園的院長，照顧他們。他努力於照顧殘障或智能障礙者的精神，可能影響了後輩，讓台灣有這類精神的醫師漸漸變多。

就整個醫界來看，劉醫師對台灣的影響不大。他在美國沒有當住院醫師，先到在中國教生物及研究寄生蟲學。以後又很少行醫，自然難對台灣的醫界有所影響。留學美國讀醫回台後對台灣衝擊不大的另一原因，可能與台灣醫界在日本時代，一向是德日派的天下有關，當然也因為日本人對台灣人的歧視。

他對台灣貢獻可能是在其他方面，譬如上述開風氣之先照顧痲瘋病人，以及他在社區的社會運動。戰後他參與紅十字會、青年會及扶輪社等等，尤其是扶輪社，他不但是台南扶輪社的創會會長，對其他地區扶輪社的設立也居功甚偉。他這種熱中於社區活動的傾向，可能還是與他早期到美習醫以及後來環遊世界，使他的視野較廣、思維新穎有關。

劉醫師於 1978 年過世，他早年留美習醫對戰後大量學子赴美就讀雖無直接關係，但開啟了一條拓過荒的路，總會對一些前來的後進學子有所影響及幫助，尤其是他的子女、親友，以及他熟識的人。

劉清風的伯父劉瑞山一家人，出國留學也很多，目前尚未去收集足夠的資料報導，不過本書一直提到的「賴永祥長老史料庫」，可以找到不少劉家的留學歐美歷史。

參考文獻

1. 陳君愷（1992），〈日治時期台灣醫生社會地位之研究〉，台灣師範大學歷史研究所碩士論文，台北：台灣師範大學歷史研究所。
2. 陳紹紀（1989），〈劉清風——第一位台灣人獲美國醫學博士〉，《北美洲台灣人醫師協會會報》，50：84。
3. 賴永祥，〈教會史話〉，在賴永祥的「賴永祥長老史料庫」中，在搜尋欄放入想找的題目就可找到。http://www.laijohn.com/（2012.12.2）。
4. 朱真一（2004），《台灣早期留學歐美的醫界人士》，台北：望春風文化。
5. 朱真一（2011），〈早期留學歐美醫界人士的中國關聯（二）——歐美留學到中國工作〉，《台北市醫師公會會刊》，51（1）：72-76。

第二章

第一位赴美的醫師前輩：林炯東（安息）醫師

誰是最早移民到美國的台灣醫界人士？偶爾有人在媒體討論，大部分的人都認為戰後才有。最為人所知的可能是228事變中的重要人物謝娥前輩，她1949年底離開台灣，先到歐洲，後來到美國留學，之後都沒回台灣，一直到逝世前幾年才回台。她在美國公共衛生學界很有成就，可能是戰後最早移民美國的台灣醫界人士之一（註1）。

在收集早期留學歐美人士的資料時，發現最少有兩位醫界人物，戰前赴美後便留居美國，他們該是更早移民的醫界台美人士。從不同的來源得知一台南前輩林安息醫師，早在1935年就長期居留美國的消息，另一位王振明醫師更早赴美，他們的成就及生涯，都很值得討論。我都曾在拙著討論過（註1）。本章再來重新討論出身台南的前輩林安息醫師。

以下資料主要由前台大圖書館系系主任及哈佛大學燕京圖書館賴永祥教授提供，林安息的弟弟林金生（藥劑師，已於1992年去世）的信，林前輩的堂弟林東輝醫師也提供了資料。另外李敦厚、黃東昇、謝奇璋、韓良俊等教授都曾幫忙查證及提供資訊。本章的部分內容，曾在《景福醫訊》刊登，後來收錄到拙著中（註1）。不過在這裡我改寫補正不少，補充找到的一些新資料，尤其韓石泉醫師的回憶（註2），並加上些圖片。

林安息在台灣時

林炯東前輩本名林安息，1897年生於台南，是林達泉先生的長男。林安息前輩又名錫蝦，1918年畢業於台灣總督府醫學校，是第十七屆畢業生，與韓石泉、吳鴻森等人同班。先後在台北赤十字社醫院、台南的總督府立台南醫院實習，之後在台南竹仔街（今民權路三段）成立「春陽堂醫院」執業。

根據韓石泉醫師的回憶（註2），林安息在醫學校的成績優異，是畢業考前第五名，他畢業考試時非常用功，考後變成第二名，全班共三十八位同學，韓石泉是第一名。在他的回憶文中，還說林安息畢業後到台南醫院的眼科服務。

他在台南開業時，有一個小故事，他介紹其病患莊綉鸞給同學韓石泉。林安息當時也仍未婚，韓問林：「『好柴不會流過安平鎮』，君非與余同病相憐者乎？」林安息答說：「余愛華麗活潑好動者，彼女性格恐不合余所好。」

韓石泉躲在林安息的診所內假裝看報，暗中窺視莊綉鸞的一舉一動，果真深深被莊綉鸞吸引。隨後便把握良機找人說媒，雖然莊父一度以女兒年輕無知為由婉拒，不過，姻緣天成，兩人情投意合，最後結成夫妻。

經上海到美國

後來林安息到上海與同學翁俊明及林錦生兩人共同開業，翁俊明及林錦生都是台南人，是他在醫學校的前輩，翁俊明 1914 年畢業，林錦生 1916 年畢業。韓石泉回憶錄裡說，這所醫院是翁俊明所開設的「俊明醫院」，翁奔走實業，聘請林錦生及林安息擔任醫務（註 2）。

林安息不久又去日本醫科大學進修，再回上海的滬江大學當教授並開設「大陸醫院」執業。他到中國後以「炯東」為名。在上海時結婚，夫人名遠玉，生獨女似蘭，母女戰後回到台灣住在台北。

1935 年時，當時的國府立法院院長孫科聘他為立法院顧問醫師，不久他陪孫科夫人去美國治病，孫科夫人治療後回中國。林炯東前輩則留在美國，後來研究營養學、生化學及細胞學很有成就。

美國的生涯

林金生之信說他到哈佛大學深造取得醫學博士學位，我去哈佛查不到他得 MD 的紀錄。透過林東輝醫師我取得他 1948 年在 *Journal of Biological Chemistry*（*JBC*）發表的一篇有關 Pyridoxine 的論文。那篇論文是他在哈佛公共衛生學院營養科做的，我找到任教於該學院的李敦厚教授，他很認真地查證。他也說哈佛大學沒有他獲得 MD 之紀錄，不過他去哈佛的註冊部門詢問，林前輩的確於 1946-1947 年在哈佛公共衛生學院註冊一學期當 Special Student，並沒有得到任何學位。李博士還打電話給該論文的共同作者，D. Mark Hegsted 教授，Hegsted 還記得林前輩，說他很認真工作，但已經不記得他是以什麼身分進行研究。

林安息後來到約翰霍普金斯（Johns Hopkins）大學攻讀生化學位。從 *Biological Abstract* 找到他在 1952-1954 年間共發表四篇有關 Vitamin B_{12}（維生素 B_{12}）的論文（圖 1），都是從該大學公共衛生學院（School of Hygiene and Public Health）的生化科發表（三篇在 *JBC*，另一篇在 *Archives of Biochemistry & Biophysics*）。

後來我在一個正式教育學術機構的網站發現有名單（目前找不到該網址，可能改為要

Reprinted from THE JOURNAL OF BIOLOGICAL CHEMISTRY
Vol. 198, No. 1, September, 1952

EFFECT OF VITAMIN B_{12} ON THE BODY COMPOSITION OF RATS*

BY CHIUN T. LING AND BACON F. CHOW

(From the Department of Biochemistry, School of Hygiene and Public Health, The Johns Hopkins University, Baltimore, Maryland)

(Received for publication, January 16, 1952)

Of the numerous reports on vitamin B_{12}, few deal with its metabolic rôle. The results of Bosshardt (1), Chow (2), McCollum (3), and Rupp (4) and their associates suggest that vitamin B_{12} may be involved in the utilization of carbohydrates and its transformation to fat rather than in protein metabolism. In this communication we wish to present some data which serve as additional evidence to substantiate this hypothesis. They deal with the effect of vitamin B_{12} on the body composition of rats.

EXPERIMENTAL

Vitamin B_{12}-Deficient Rats—Weanling rats of both sexes and adult male rats were used for this study. The weanling rats were born of mothers

圖 1. 發表於 *Journal Biological Chemistry* 的論文。

付費查詢的網站），可找出美國所有大學頒發的 Ph.D.（哲學博士）、畢業年及其論文。查出林炯東（Chiung T. Ling）在 1952 年得約翰霍普金斯大學生化學博士。論文題目是 "Studies on the Metabolic Role of Vitamin B_{12}"。

他獲得 Ph.D. 後，去了費城（Philadelphia）的 Jefferson Medical College 生化科當助理教授二、三年，後來又轉回到約翰霍普金斯大學。據林東輝醫師的說法，他當到副教授，但他弟弟林金生的信中則說當到「終生教授」，可能有 tenure（終身職）之意。

從 *Biological Abstract* 查到，他在 1962、1963 先後發表二篇摘要，在 1968 年（當時 71 歲）在 *Experimental Cell Research* 發表細胞培養劑的研究（註 3，圖 2）。這篇是從該大學外科的 Finney-Howell Cancer Laboratory 及生化科名義發表，他是該論文的第一位作者。

其他典故

按林金生的信所說，他大約 1922 年離開台灣後，就沒再回台灣了。1972 年他們兄弟在美國見面，林金生 1978 再度赴美訪問哥哥。圖 3 是林金生夫婦訪問時，林炯東穿上博士服一起合照，此圖不知是 1972 或 1978 照的。

1980 年時，林前輩於 84 歲因膽癌逝世。林東輝醫師曾在費城以及他病重時在約翰霍普金斯大學醫院內見到他好幾次。他一直稱讚林炯東前輩是很了不起的學者。林金生及林東輝都提及他對茶花及養鴿子非常有研究。

他在 1935-1946 年間都做些什麼工作，那封信及堂弟林東輝都未提及，我也查不出來。他研究生化有成，很難得地能在 *JBC* 發表好幾篇論文，後來轉研究細胞培養，也於在 71 歲仍發表論文於很難通過嚴格審核才得以刊登的雜誌（註 3）。其他詳細的生涯仍不可知，據說他弟弟黃俊烈約十幾年前仍健存，住台南東寧路，謝奇璋教授曾造訪一次，沒得到更多的資訊。也沒找到他女兒林似蘭女士，若有人知道她請來聯絡。

CHEMICALLY CHARACTERIZED CONCENTRATED CORODIES' FOR CONTINUOUS CELL CULTURE (THE 7C'S CULTURE MEDIA)

C. T. LING, G. O. GEY and VALDA RICHTERS

Finney-Howell Cancer Research Laboratory, Departments of Surgery and Physiological Chemistry, The Johns Hopkins Medical Institutions, Baltimore, Md 21205, USA

Received January 10, 1968

The effect of nutritional factors on the growth characteristics and function of cells in culture is of great interest to students of oncology and cell biology. For example, Fell and coworkers [9, 10] demonstrated that increasing the vitamin A content in culture media changed chick embryo skin buds into mucus-secreting or ciliated epithelia and inhibited the development of cartilage. Reisz [50] observed that raising the calcium content in the media of parathyroid organ cultures abolished their hormone production and altered the cell characteristics. These examples demonstrate that merely varying the concentration of a certain nutrient in culture media could bring about profound changes in character and function of tissue or cells in culture. However,

圖 2. 林安息醫師 1968 年（71 歲）時發表的論文。

順便一提，1948 年林炯東醫師在 *JBC* 發表一篇論文，本以為那應該是台灣人最先發表於 *JBC* 的論文，再去詳查後發現，林國煌教授及董大成教授在 1948 年 *JBC* 同一卷第二期發表了一篇 "The Oxidative Demethylation of Monomethyl-l-Amino Acids"。這論文比林炯東的論文早一個月發表。董、林兩位教授這一篇論文是台大醫學中心（也許是台灣生化界及台灣醫界），戰後用英文發表於國際論

圖 3. 林金生夫婦到美國訪問，林炯東穿上博士服與他們合照。（謹謝林瓊玉、盧明德提供）

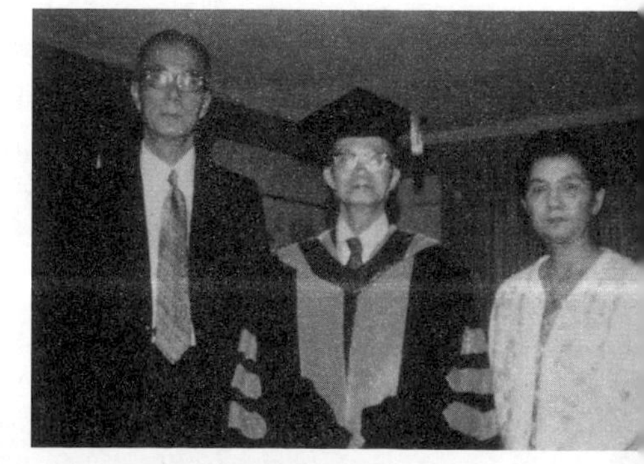

文的嚆矢。

林炯東前輩38歲才到美國，不知他前十年做什麼工作。他的生涯多采多姿，不論是在上海、在日本、在美國都很不尋常，很可惜沒有資料可探討。他五十幾歲還很努力做研究，後來約55歲時得到博士學位。以後論文較少，轉研究細胞學也有成就，在71歲仍有論文發表，其精神真值得我們敬佩。他對台灣的影響很小，但無論如何，林前輩是我們後輩該尊敬的第一個到美國的拓荒者。

補註：林東輝醫師是林炯東的堂弟，神經外科醫師，戰後最早期留學美國醫師之一，台南人，請看參考文獻1的書，書有一章談早期留學歐美的神經外科醫師，該章曾略談過他。

參考文獻

1. 陳君愷（1992），〈日治時期台灣醫生社會地位之研究〉，台灣師範大學歷史研究所碩士論文，台北：台灣師範大學歷史研究所。
2. 陳紹紀（1989），〈劉清風——第一位台灣人獲美國醫學博士〉，《北美洲台灣人醫師協會會報》，50：84。
3. 賴永祥，「教會史話」。在賴永祥的「賴永祥長老史料庫」中，在搜尋欄放入想找的題目就可找到。http://www.laijohn.com/（2012.12.2）。
4. 朱真一（2004），《台灣早期留學歐美的醫界人士》，台北：望春風文化。
5. 朱真一（2011），〈早期留學歐美醫界人士的中國關聯（二）——歐美留學到中國工作〉，《台北市醫師公會會刊》，51（1）：72-76。

第三章

第一位留學加拿大的顏春輝前輩

因為有位同仁來信詢問顏春輝博士的生涯資料，上網去查，我想具備國家機構「權威」的《臺灣歷史辭典》的資訊該最正確，想不到一看就知道有不少錯誤及疑問處。我曾深入去查證並討論這「權威」資訊的錯誤處，找到許多文獻證明這些錯誤。因為文獻太多，這裡不再詳細列出。不過，顏春輝博士前輩是醫界的重要人物，他的正確資料應廣為人知道，所以我曾在《台灣醫界》發表文章指出《臺灣歷史辭典》的錯誤之處，若想知道文獻出處，請看登載於《台灣醫界》原拙著（註1）。

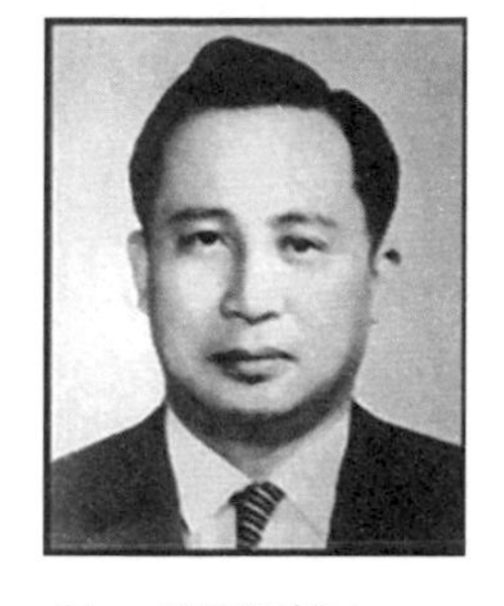

圖 1. 顏春輝博士。

這一章除了說明上面談到《臺灣歷史辭典》的錯誤處，提出報導正確的資訊很重要，更要討論刊登於《台灣醫界》那篇文章內沒提到的典故，尤其是他跟台南的關聯。跟本書的其他部分很多章節都有密切的關聯，譬如跟各章提到的馬雅各及顏振聲醫生，還有台南教會及教會學校。

《臺灣歷史辭典》資訊

由「國家文化資料庫」主持的《臺灣歷史辭典》，應該是最權威、最正確的資訊。然而辭典只短短不到 300 字的顏春輝博士小傳，錯誤或有疑問處還真不少。此資訊不只在網站發表，這辭典還正式印行精裝本出版。這個辭典的資訊最能解釋什麼是「馬馬虎虎」的實例。負責出版這「國家文化資料庫」及《臺灣歷史辭典》的是行政院文化建設委員會（文建會，現已改制為文化部）。曾看過這辭典其他人的傳記，也有類似的錯誤。看出版序，台灣學術界名人參與這辭典者不少，這樣的結果很值得大家警惕。

顏春輝前輩的資料，在《臺灣歷史辭典》網站及出版的書有如下的資訊（註 2），黑體字及有底線者，有錯誤或有問題。

顏春輝年代：1906 - 2001 臺南人，在**福建馬尾協和醫學院預科**、北京協和醫科正科**畢業後即赴美深造，於美國紐約大學取得細菌學博士學位**，後再赴加拿大多倫多大學衛生學院專攻公共衛生學。1949 年顏春輝出任首屆臺灣省衛生處處長，**兼管洛克斐勒基金會與政府合作設立的潮州瘧疾研究中心**，其後更名為臺灣省瘧疾研究所，期間有效遏阻全臺灣霍亂、瘧疾及狂犬病蔓延。隨後應世界衛生組織（World Health Organization，簡稱 WHO）之邀，於印度、中東及非洲地區任職，並為世界衛生組織駐巴基斯坦代表，**其後又在日內瓦總部主管流**

行病部門。1971 年應前總統蔣中正的徵召，離開世界衛生組織回臺籌組衛生署。1971 年 3 月 17 日行政院衛生署成立，顏春輝為首任署長至 1974 年。

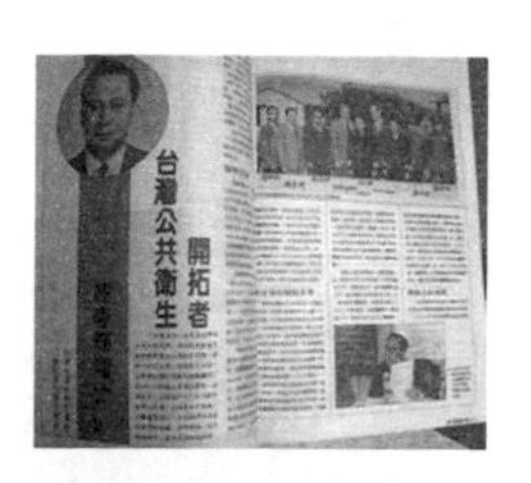

圖 2. 登於《台灣醫界》由江淑華、萬以文訪問而寫的〈顏春輝博士一台灣公共衛生開拓者〉。（圖片來源：台灣醫界第 25 卷第 4 期）

顏春輝前輩在台灣醫界及公共衛生界是很重要的人物，可是我能找到的資訊不多，上述資訊的錯誤的討論，更詳細的說明請看拙文（註 1）。我沒看到有關他的詳細傳記，不管是別人寫的或是他自己的回憶錄，去信詢問醫療史的專家或他兒子（找到他的第二公子並會面過），都不知道有這類書，也沒找到他的正式履歷表。

網路上有關他的資料也很少，首先找維基百科，連「顏春輝」項都沒有。只有江淑華、萬以文在《台灣醫界》1982 年 4、5 月號有一較長些連載兩期的文章，最值得看（註 3）（圖 2）。這章中先來討論《臺灣歷史辭典》小文中的錯誤及疑問點，再討論些顏春輝博士的生涯及貢獻。他早期在細菌學、台灣公共衛生以及世界衛生組織（WHO）的工作，都很有成就及意義。

我以前寫《台灣早期留學歐美的醫界人士》時（註 4），曾在〈其他幾位戰前留學歐美的醫界人士〉那章，稍提過顏前輩。當時雖找到他的第二公子，仍因為資料不全不敢寫。

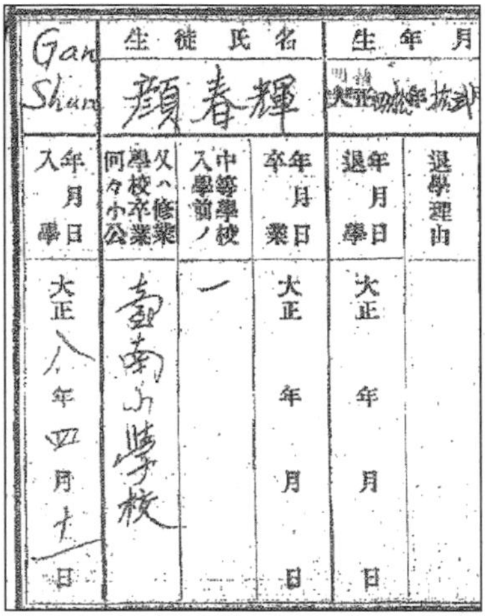

生徒氏名			生年月		
Gan Shun	顏春輝		明治 [illegible]		
入學年月日	父ヘ修業學校卒業何々小公	中等學校入學前ノ	卒業年月日	退學年月日	退學理由
大正八年四月十一日	臺南小學校	一	大正 年 月 日	大正 年 月 日	

圖 3.「長老教中學校」入學時的資料。（謹謝長榮大學楊麗玲女士幫忙找到送來）

而且寫那章時，因為不知他何時回中國，沒詳查，只依據別人所說，把 DPH 當作公共衛生博士。不過我現在找到更多資料了，要寫出讓大家知道我以前的錯誤。

辭典的有兩處時間的錯誤，顏前輩 1907 年（即民前 5 年生或明治 40 年）出生，不是辭典的 1906 年。顏春輝出任首屆臺灣省衛生處處長，是在 1947 年不是辭典上所列的 1949 年。他的確考入福建馬尾協和大學，但他沒在此讀完醫預科。長榮大學的吳麗珍教授，幫忙找到了當時稱「長老教中學校」的資料（圖 3），顏春輝前輩於 1919 年（大正 8 年）入學，讀了四年後，1923 年 3 月畢業。前往廈門讀了幾個月中學，當年就考上福建協和大學（英語：Fukien Christian University，直譯：福建基督教大學），並於 9 月入學。為何又如何去考這所學校，後面會再提到此很有趣的故事。

第二年（1924 年）他坐船從福州北上（註 1,3），考上協和醫學院醫預科，讀一年後，協和的醫預科併入燕京大學校體制內，他於 1928 年畢業，再進入協和醫學院正科。江、萬文（註 3）說燕大畢業時同時獲紐約州大學理學士學位。協和醫學院剛成立，自己也辦醫預科，後來感到不方便，它的醫預科就委託燕京大學代辦。下面會再較詳細地說明，顏春輝為何會去讀協和醫學院。

也許有人會問，1906 或 1907 年、1947 或 1949 年的差別那麼重要嗎？正因為出現這個錯誤，使我不敢相信其他資料的準確性，更顯示撰寫此小傳者態度馬馬虎虎。另外 1936 或 1937 年到加拿大留學仍未查清楚。同樣地 1938 年或 1942 年回中國，對他學術成就的解讀，四年的差別更重要，不能馬馬虎虎。

順便來談台灣的「馬馬虎虎」的作風，上述我沒詳查就把 DPH 當公共衛生博士也是一例。李鎮源教授常呼籲大家要慎重，用求真精神來校訂論文。李教授常說，寫文章是萬年事，絲毫馬虎不得。

不久前看《台灣文學評論》2011 年 1 月號一文（註 5），日本人岩谷英昭 1967 年來台灣旅遊後寫的文章的幾句話：「話說中華民國有句『馬馬虎虎』，意思就如同字面上所示，不論是馬也好是虎也好都沒關係，翻成日文……。若要我以一句話來表現台灣的話，『馬馬虎虎』最貼切。」上述雖是題外話，在岩谷英昭眼中「馬馬虎虎」是台灣的特徵也的確令人覺得不幸！不過從上面的討論看來，相當符合岩谷英昭的說法。岩谷後來當松下公司在美國的總裁。

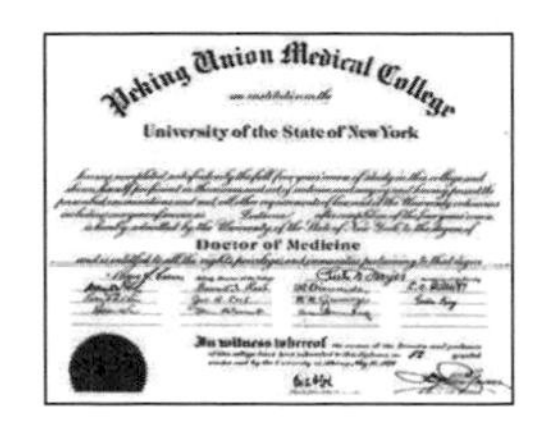
Peking Union Medical College

University of the State of New York

Doctor of Medicine

In witness whereof

圖 4. 北京協和醫學院英文畢業證書樣本，美國 USNY 核准符合該機構的要求，承認協和可頒發醫學博士，由協和醫學院頒發。（謹謝郭世清教授提供）

協和醫學院

辭典中說的「北京協和醫科正科畢業後即赴美深造，於美國紐約大學取得細菌學博士學位」更是大錯。美國的醫學院學制系統，大學畢業後或至少三年醫預科修完後，才能進入醫學院。修習四年本科後獲 Doctor of Medicine（MD，醫學博士）學位。協和醫學院採美國制度，當時中國教育體制沒有這種學位，協和醫學院在中國只授醫學士學位，但同時可獲美國醫學博士學位。他在 1932 年從協和畢業，獲得中國法律規定的醫學士及「紐約州大學」的醫學博士。根本沒有「即赴美深造」或「美國紐約大學取得細菌學博士學位」。

「紐約州大學」的醫學博士，這點很複雜，我找到一份協和醫學院英文證書（圖 4），可看出 Peking Union Medical College（PUMC）是 University of the State of New York（USNY）的機構，學生完成所有法律的要求後，USNY 承認（admitted by）其有 Doctor of Medicine 資格，證書由協和醫學院頒發，簽名的是 PUMC 的院長、教員秘書（Secretary of Faculty）及不少的教員代表，但不是美國的任何大學頒發。

若上網去查 University of the State of New York ，才知道 USNY 不是一般的大學，USNY 是紐約州的機構，負責州內有關教育的事務，從學前教育到小學、中學、大學、研究院、職業性的學校及某些職業的執業資格，對上述教育機構或人員的設立標準進行審核、登記及核發證書或執照的州政府機構，英文說 A licensing and accreditation body that sets standards for schools from pre-kindergarten through professional and graduate school, as well as for the practice of a wide variety of professions，有點像台灣的教育部的地位。

所以應是紐約州教育機構認定協和醫學院符合標準，可頒發與紐約州內各醫學院一樣的 MD（Medical Doctor，醫學博士）學位，不是紐約某一大學的 MD。前述福建協和大學網站及燕京大學畢業生，也都稱有紐約州的學士學位。這些學校在紐約州立案，可頒發 USNY 認可的學位。

中文翻譯這些學位，是因為那教育機構的名稱 University of the State of New York 而搞亂了，最正確該說同時「紐約教育機構 University of the State of New York 認可的學士或醫學博士」，簡化成紐約州立大學、紐約大學及紐約州大學等的學位如 MD、BS，無可厚非，可是顯然因此造成如〈顏春輝博士事略〉及《臺灣歷史辭典》撰稿者的誤會，錯誤地認為他們到紐約大學讀書再取得該校的學位。

協和醫學院畢業後

歷史辭典的「北京協和醫科正科畢業後即赴美深造，於美國紐約大學取得細菌學博士學位」，如前所述這樣的說法應該不對，他沒馬上赴美，而是他留校研究細菌免疫學。大部分說 1937 年，有些說 1936 年，他去多倫多大學的衛生學院（School of Hygiene, University of Toronto）讀書或研究，他得到 DPH 學位，雖有人認為是公共衛生博士，我想不是，D 是 Diploma（證書），不是 Doctor。加拿大可能採用英國學位慣例，例如公共衛生系統，讀一年可拿到證書。譬如謝獻臣及大部分到英國讀熱帶醫學或公衛的拿到的是 Diploma（註 6）。只去加拿大一或兩年，不太可能修得到博士學位，《台灣醫界》說他得到碩士（註 3），也不是正確的說法。

多倫多大學畢業後到歐美各國考察，於 1938 年或另文 1942 年返回中國，先後在協和醫學院，北平臨時大學及北京大學任教，並兼任中央衛生實驗院研究員。不少文章看到 1940-1941 年間他在中國，協和醫學院 1941 年 7 月 1 日的人事宣布，顏春輝列入該院細菌科的助理教授。

另外找到的顏春輝的學術論文，如 1940 及 1941 年在*Proc Soc Exp Biol Med*的兩篇論文，都說從協和醫學院細菌／免疫科發表，顯然發表論文時的1940、1941年，人已經在中國。《台灣醫界》的文章（註3）說他1942年才回去中國應該是錯誤的，協和醫學院1942年解散，併入北京大學，我也看過他曾任北京大學醫學院的細菌科主任的紀錄。

另外在《台灣醫界》的文章中（註3），很籠統地說1938-1942年間，顏春輝曾到英、法、德、丹麥、美國各地考察醫學教育及公共衛生設施。沒說在哪個大學或研究機構，我認為他1938年就回到中國，不可能去歐美考察四年。

瘧疾研究中心及瘧疾研究所

因二次世界大戰期間的疏忽，台灣戰後瘧疾更趨流行。當時洛克斐勒（Rockefeller）基金會於1946年11月在潮州設立瘧疾研究中心，南京的中央實驗院也參與籌備。當時的省衛生局派三位醫師梁鑛琪、陳錫舟及周聯彬參加，由美國人 Dr. J. Harland Paul 擔任該中心主任。上面的討論，說顏春輝1947年才任衛生處處長，但他跟瘧疾研究中心完全無關，當然不可能如辭典所說「兼管洛克斐勒基金會與政府合作設立的潮州瘧疾研究中心」。對此段及下段的典故，拙著《臺灣熱帶醫學人物－開拓國際交流的醫界先驅》有較詳細的解釋（註6）。

1948年洛克斐勒基金會的亞洲區總部要搬去印度，剛好1948年衛生處防疫中心工作計畫訂為防治瘧疾，1948年4月將瘧疾研究中心改組為「台灣省瘧疾研究所」，改屬衛生處。於台北成立總部，所長才由衛生處長顏春輝兼任，Dr. Paul兼副所長四個月，離開後由陳錫舟及梁鑛琪醫師先後擔任副所長，實質上則由陳、梁兩位醫師領導及管理瘧研所。到1953年梁鑛琪才晉升為所長（註6）。

世界衛生組織

辭典說顏春輝博士應世界衛生組織（WHO）之聘，「到印度、中東及非洲地區任職，並為世界衛生組織駐巴基斯坦代表」，跟江、萬的兩篇文章內容略有不同。我對「日內瓦總部『主管』流行病部門」這一點甚是懷疑，從大約同時到世界衛生組織工作過的台灣人的文章或口中，從未看過或聽說過這件事。這個職位相當重要，顏博士若真為主管，知道的人一定不少。

《台灣醫界》的文章（註3）有相當不同的報導，那文說世界衛生組織請顏博士為預防醫學顧問，他到東巴基斯坦（今Bangladesh）、西巴基斯坦及埃及工作，然後到馬尼拉的世界衛生組織西太平洋分署工作，沒寫「主管」或什麼職位的工作，甚至都完全沒提到顏春輝曾在日內瓦總部工作過。

台南的關聯

最後再來談前面提到的「台南關聯」，他是此書中一再提到的顏振聲醫生的兒子。顏振聲醫生在新樓醫館跟宣教師醫生金醫生及蘭大衛習醫，後來在台南市開業，稱「愛育堂」，在太平境教會歷任執事及長老，還擔任過新樓病院院長。

顏春輝在台南長大，約同年代的劉清風，早歲就讀台南太平境基督長老教會附屬小學，很可能顏春輝也是，不過圖 3 的長老教中學入學時的資料寫「台南小學校」，不知是上述教會的附屬小學或讀日本人讀的小學。顏春輝確定於 1919 年（大正 8 年）入學「長老教中學校」，讀了四年後，1923 年 3 月畢業。為何一畢業他就前往廈門？不像其他台灣人在台灣或到日本讀書？

原來這跟老馬雅各醫生的兒子有關係。老馬雅各的長子馬約翰醫生（Dr. John Praston Maxwell，1871-1961）（圖 5）是位婦產科醫生，他於 1899 年到廈門漳浦醫院服務，五年後 1904 年到山區一間偏僻的永春聖教醫院，推動當地的醫療現代化，1919 年受聘為北京協和醫院為婦產科主任。他於 1940 年退休返國，在中國前後達四十一年之久。

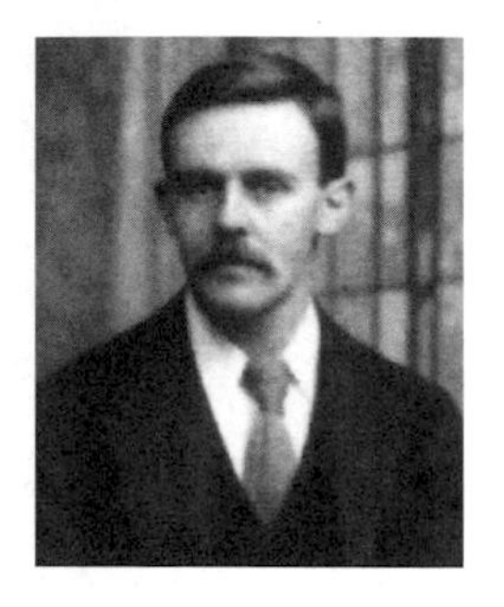
圖 5. 馬約翰醫師。

顏春輝中學畢業前，馬約翰醫生到台南訪問，建議顏春輝去念協和醫學院。當時台灣學制每年 4 月開始新學年，中國則是 9 月才開始。所以顏春輝 3 月一畢業趕緊到廈門讀幾個月中學，當年就考上福建協和大學，並於 9 月入學。以後再轉去北京讀完醫預科及協和醫學院正科。

結語：影響深遠

「國家文化資料」及所出版的《臺灣歷史辭典》都是國家級機構的典藏，這應該是最「權威」且「正確」的資訊來源，可是竟製作得如此草率及馬虎到令人吃驚。因為這些資訊是不少人引用來當作參考的主要文獻來源，即所謂的「上游」資訊，其影響到的「下游」文章及各種討論很多，有非常深遠的影響。台灣的學術界能不小心嗎？

而在顏春輝先生告別式上分發的資料：〈顏前署長春輝先生治喪委員會：顏春輝博士事略〉，在這樣重要場合分發的資料竟有大錯（註 7），其所述資訊可能就從這字典來。或相反來說，辭典資料從此〈顏春輝博士事略〉來。這辭典在顏前輩逝世前的 2000 年 6 月開始編輯，他逝世後（2004 年）才正式出版。無論如何，哪個先哪個後，並不是問題所在，「馬馬虎虎」才是最主要的原因。再度強調資訊要正確可靠。

感謝黃譓庭編輯以及李敦厚、郭世清、賴其萬、黃淑玲、吳麗珍等教授的幫忙。

參考文獻

1. 朱真一（2011），〈權威的「 國家文化資料庫」的錯誤資訊－顏春輝博士小傳為例〉，《台灣醫界》，54：622-626。網站：http://www.tma.tw/ltk/100541111.pdf （2012.12.20）。
2. 《臺灣歷史辭典》，「顏春輝」： http://nrch.cca.gov.tw/ccahome/website/site20/contents/018/cca220003-li-wpkbhisdict004519-1322-u.xml （2011.7.7）。
3. 江淑華、萬以文（1982），〈顏春輝博士──台灣公共衛生開拓者〉，《台灣醫界》，25（4）：26-29；及 25（5）：19-21。
4. 朱真一（2004），《台灣早期留學歐美的醫界人士》，台北市：望春風文化。
5. 岩谷英昭（方冠茹譯）（2011），〈我的台灣紀行〉，《台灣文學評論》，11：201-206。
6. 朱真一（2011），《臺灣熱帶醫學人物──開拓國際交流的醫界先驅》，台北：台大出版中心。
7. 顏前署長春暉先生治喪委員會，〈顏春輝博士事略〉（可能 2001 年，告別式時分發）。

第四章

其他早期留學歐美的台南醫界人物

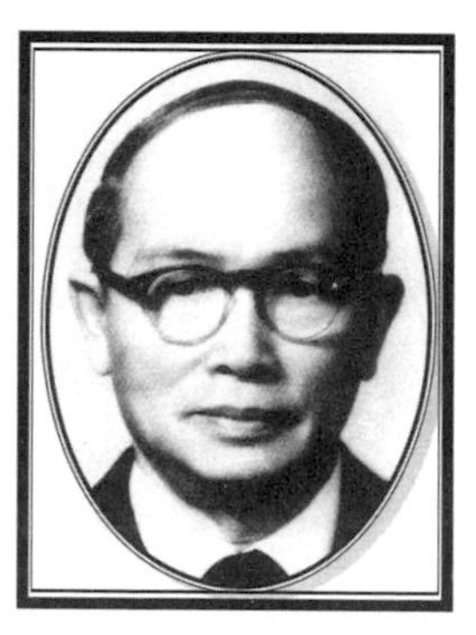
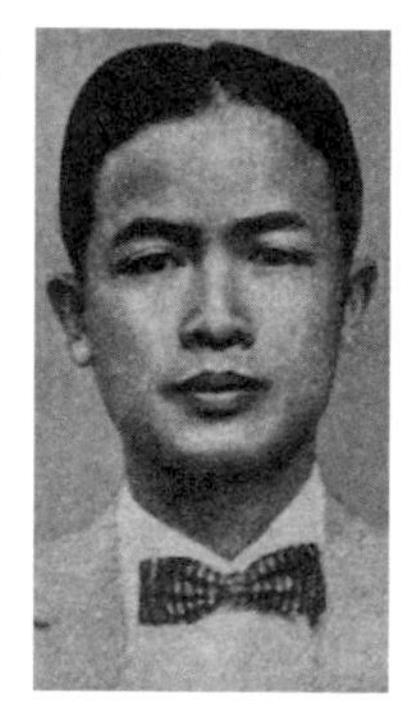
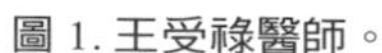
圖 1. 王受祿醫師。

此部分開始時提到，早期到歐美留學的醫界人士很多是台南人。還有兩位資料雖然較少，但仍值得討論。最後順便一提一位台南人士到香港去學牙醫的陳順龍，雖不是去歐美，他可能是所有台灣人到外地學醫（牙醫）的人士最早的一位，比上述所有人都早。

台灣第一位留德也是第一位歐美醫學博士的王受祿前輩（1893-1977）

王受祿前輩生於 1893 年，父親王鍾山為前清秀才。王受祿幼習漢文，旋入第一公學校，畢業後考入台灣總督府醫學校，比杜聰明早二年。杜聰明自傳中曾提到他幾次，當時醫學校用日文上課不教外文，王受祿帶頭自己修習德文，後來甚至能看德文原文著作。1912 年畢業返鄉入台南醫院服務，五年後與黃國棟共同開業「回生醫院」。

1924 年，王受祿負笈德國，1925 年獲得德國的 Freiburg 大學醫學博士學位。他本是有錢家庭出身，所以能出國進修。用一年時間提出論文〈外科臨床解剖判斷肺結核診治方法〉，成為第一位榮獲歐美地區博士學位者。《台灣民報》1925 年 5 月 1 日有一小段以「台人得德國醫學博士之學位」的報導。「王氏獨具穎秀之才，加以勤勉助之，竟至於大成，距今春不過一年，而得赴博士之考試，且一試遂得博士之學位……我台人赴外國留學而得學位之榮譽者，蓋以王氏為嚆矢焉。」（註 1）

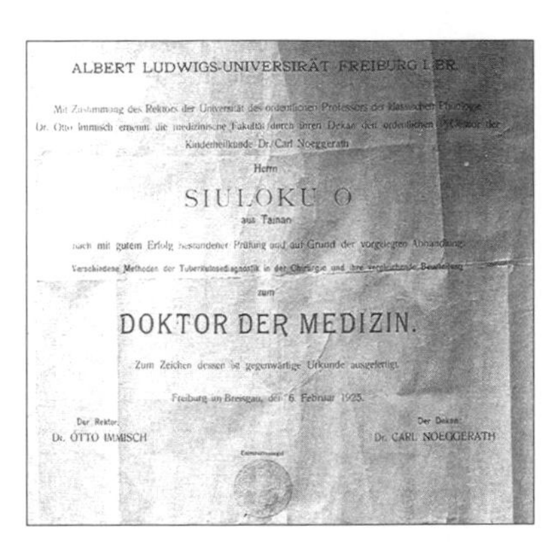
ALBERT LUDWIGS-UNIVERSIRÄT FREIBURG I. BR.

Herrn

SIULOKU O

aus Tainan

Verschiedene Methoden der Tuberkulosediagnostik in der Chirurgie und ihre vergleichende Beurteilung

zum

DOKTOR DER MEDIZIN.

Zum Zeichen dessen ist gegenwärtige Urkunde ausgefertigt.

Freiburg im Breisgau, den 6. Februar 1925.

Der Rektor: Dr. OTTO IMMISCH

Der Dekan: Dr. CARL NOEGGERATH

圖 2. 王受祿醫師 Doktor der Medizin 的證書。（謹謝莊永明先生同意轉載）

1921 年「台灣文化協會」成立之始，王受祿即參與其事，非常熱心於文化協會活動，與韓石泉為文協台南地區的主要負責人，推動文化啟蒙工作，支援農民、勞工團體抗爭運動。經常演講，而且更有從外國帶回的新知。

他善於演講，演講題目就有「歐洲漫遊感想談」、「外國事情」等。他對社會改革也非常熱心討論，如「台灣社會問題改造論」、「台灣人之自覺」等話題的演講。後來更熱中於政治活動，支援勞工、農民的抗爭運動，以及積極關懷弱勢者的行動。更率先提倡對勞工看病減價。

文協於 1927 年分裂，王受祿之後便加入台灣民眾黨，並任中央委員，後來還當議長，更出錢出力。1929 年春，與王鍾麟、呂靈石共同任第十次臺灣議會請願代表，到東京遞呈台灣議會設置請願書，《台灣民報》報導了不少他的活動。

1929 年夏天，王前輩的長子遽逝，他於翌年受洗為基督教信徒，因喪子之痛逐漸淡出政治運動，積極走向宗教，「願將其殘生與醫術貢獻於社會，以榮光所信之上帝。」而且對醫學不再從事營利性執業，於 1977 年逝世。莊永明的結語：「一生一世，全不以自己為本位，仁風碩德，自成風範。」

王受祿先生剛回台灣的前面幾年，經常演講提倡新知及推動改革，也談他出國的事蹟及鼓舞其他年輕後輩出國進修。後來專心致力於宗教，只從事非營利性質的執業，並未從醫學領域退休。謝淑媛說經常有人到其醫館求教（註2），他也不吝教導。謝又說了另一個沒人提及的貢獻，她說王醫師回台後建了一座很漂亮的德國式房子，模仿此建築的人很多，本可當古蹟保存，很可惜現已被拆除。

戰前留法以後從事公共衛生及醫學行政的郭松根前輩

郭松根先生是台南市人，1903 年 6 月 15 日生，郭樹榮之長男。我手上有份他自己手寫

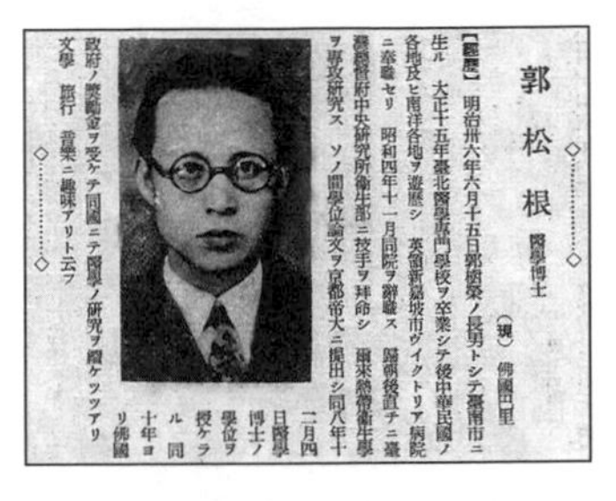
郭松根 醫學博士 （現）佛國巴里

【經歷】明治卅六年六月十五日郭樹榮ノ長男トシテ臺南市ニ生ル 大正十五年臺北醫學專門學校ヲ卒業シテ後中華民國ノ各地及ビ南洋各地ヲ遊歷シ 英領新嘉坡市ヴイクトリア病院ニ奉職セリ 昭和四年十一月同院ヲ辭職ス 歸朝後直チニ臺灣總督府中央研究所衛生部ニ技手ヲ拜命シ 爾來熱帶衛生學ヲ專攻研究ス ソノ間學位論文ヲ京都帝大ニ提出シ同八年十二月四日醫學博士ノ學位ヲ授ケラル 同十年ヨリ佛國政府ノ獎勵金ヲ受ケテ同國ニテ醫學ノ研究ヲ續ケツツアリ

文學 旅行 音樂ニ趣味アリト云フ

圖 3. 郭松根在《台灣人士鑑》。

的履歷表，1926 年畢業於台北醫學專門學校，隨後到中國大陸及南洋各地，並在新加坡的 Queen Victoria Hospital 任職。1929 年 11 月回台，擔任總督府中央研究所衛生部技手，研究熱帶醫學。1934 年以論文申請，獲得京都帝大研究並獲醫學博士學位。雖曾看到一個文獻寫成 1929-1934 年在京都帝大研究並獲醫學博士學位，但 1934 年《台灣新民報》編著的《台灣人士鑑》（圖 3）就說得很清楚，他以論文申請得到京大醫學博士。

1934-1938 年到法國巴黎大學理學部研究並獲得理學博士學位。據說（但沒有證據）他曾在居禮夫人女兒 Elliot 博士研究室工作。離開法國後，再到京都帝大小兒科當醫員二年。

1940 年赴東北任戰前滿洲國國立新京大學衛生學教授，戰後這所醫學院改名長春大學醫學院，他就任此醫學院院長並曾兼任附設醫院院長，戰後組織長春台灣同鄉會，擔任會長，安排台灣人回台灣。

1947 年返台任台大醫學院教授兼教務主任，後來轉任台大公共衛生研究所所長，1955 年出任內政部衛生司司長。1956 年離台到世界衛生組織當顧問。郭前輩 1956 年到法國後，跟巴黎台灣同鄉會人士頗有來往，之後就沒再回台任職。直到 1982 年逝世。

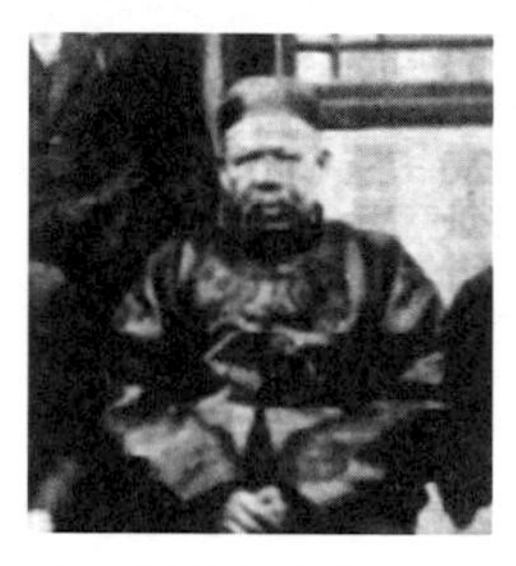

圖 4. 陳順龍牙醫師。

第一位去香港向德國人學習牙醫的陳順龍前輩

在林海音先生（女士，不過大家都叫她先生，2001 年逝世）的《家在書坊邊》那本書上看到一文回憶從前在北京的台灣同鄉。她提到出生於台南的陳順龍牙醫前輩，文中說他到德國學牙醫，民清之際在北京開牙醫館，並詳述他到皇宮為慈禧太后看牙病的經過。我寫了封信向林先生求證，她的確是非常願意幫忙人，特地通個電話跟陳順龍的女兒陳慧女士討論，再回信給我更準確的消息。

陳順龍 1868 年生於台南，1938 年去世。年輕時曾到香港跟德國人學牙醫，不是到德國去。不過他會講德語，然後到北京行醫。清末民初皇室常遣太監找他去紫禁城內看牙病。信中也提及，陳順龍先生在義和團事件中受到牽連，因為學的是西方的牙醫，被打洋務的義和團人士抓去坐牢，後來好不容易被搭救出來。除了一個女兒陳慧返台外，其他子女都在中國。

參考文獻

1. 莊永明（2005），〈台灣第一位德國醫學博士　王受祿〉，《台灣百人傳 1》，台北市：時報文化，頁 113-136。

2. 謝淑媛（1990），〈我的叔公——王受祿醫師〉，《北美洲台灣人醫師協會會刊》，6：95-96。

第三部

《台灣教會公報》中的寶藏

第一章　《台灣教會公報》中的南台灣醫療文獻

第二章　南台灣的護理文獻

第三章　顏振聲的〈南部教會醫療傳道史〉

第四章　林燕臣先生：第一位台灣人「醫學教授」!!

這第三部分談我從早期的《台灣教會公報》中看到的資料或線索，繼續探討所發現不少醫療相關的歷史寶藏。

1885年7月創刊，用白話字（羅馬拼音字）印行的《台灣教會公報》，前身是《台灣府城教會報》。《台灣教會公報》雖然是台灣基督長老教會的機關報紙，但記載台灣的歷史資料很多，當中自然保留了不少當時的醫療情況、公共衛生、醫學知識、醫學／護理教育、醫界消息等等。

這些資料及線索帶領我找到不少寶藏，包括最早發現的一般醫療文獻、護理史資訊、顏振聲的醫療傳道史，還有林燕臣的教學等非常有趣的台灣醫學歷史典故。

第一章

《台灣教會公報》的南台灣醫療文獻

之前兩個部分談了不少南台灣的醫療史典故，其中談到顏振聲撰寫〈南部教會醫療傳道史〉的故事，顏文原載於《台灣教會公報》，杜聰明請教多人全文翻譯放入他寫的〈台灣基督教會醫學史〉。另外有些章節中提到周瑞醫師的傳記《限地醫生》一書（註1），該書也談到不少《台灣教會公報》有關的資料。還有寫安彼得那一章時，更有不少內容直接或間接引用自《台灣教會公報》或其前身的各種刊物。

這裡要繼續討論有關早期南台灣醫學史中，有很多重要醫藥文獻的《台灣教會公報》。這一章先來討論公報的簡史，有哪些爬梳過《台灣教會公報》的論文以及一般的醫療衛生報導等等，然後再以「專題」來討論所發現的寶藏題材。

《台灣府城教會報》歷史及醫療衛生報導

《台灣府城教會報》就是《台灣教會公報》的前身，1885年創刊，使用教會羅馬拼音字（白話字）印行。1892年改成《台南府城教會報》，

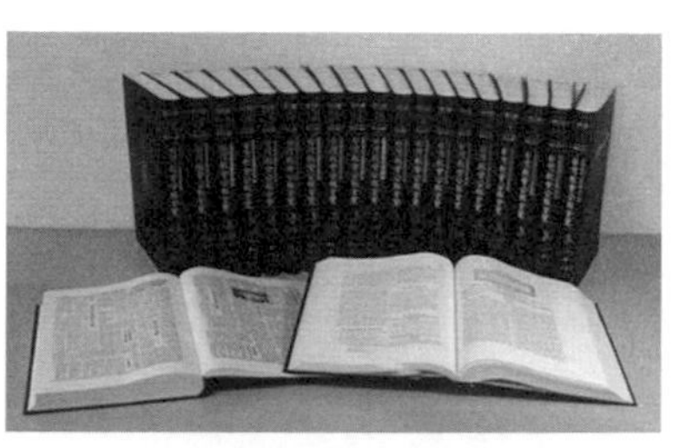

圖 1.《台灣教會公報》全覽，1885-1968 的白話字版，共 26 冊。

1906 年稱《台南教會報》，1913 年跨出台南成為《台灣教會報》，1932 年改名為《台灣教會公報》。從創刊號起的全套教會報，都保留得非常完整。最近以《台灣教會公

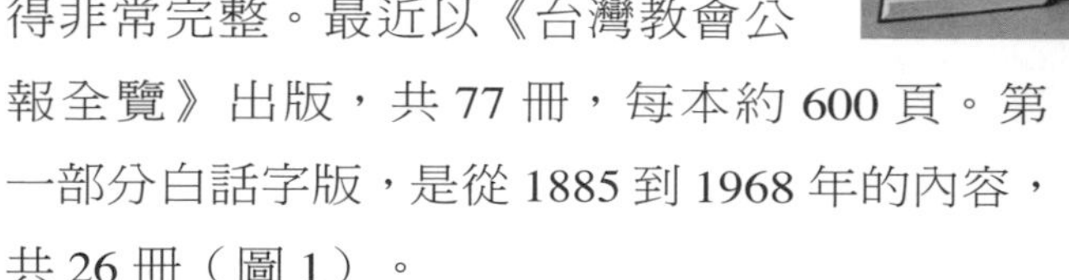

報全覽》出版，共 77 冊，每本約 600 頁。第一部分白話字版，是從 1885 到 1968 年的內容，共 26 冊（圖 1）。

《台灣府城教會報》記載台灣民間歷史的資料也很多，包括醫界的報導。早期主要報導屬於英國長老教會範圍內的中、南部地區。透過羅馬拼音字（白話字），記錄了不少當時的醫療情況、醫學史、醫學及護理教育等等。

參考《台灣教會公報》的資料而寫出有關醫療及公共衛生的文章或書不少，最近十五年，我找到至少四篇有關南部醫界的碩士論文（註 2-5），其中成功大學台灣文學系陳慕真的那篇最有意義。當然以前談過多次的《教會史話》，也有很多跟南部醫界相關的題材（註 6）。

在網站上看到陳慕真還把她的碩士論文〈台語白話字書寫中 ê 文明觀——以《台灣府城教會報》(1885-1942) 為中心〉之中，有關現代醫療衛生部分整理改寫成一文〈台語白話字書寫中 ê 現代醫療衛生——以《台灣府城教會報》（1885-1942）為分析對象〉（註 7）（圖

台語白話字書寫中 ê 現代醫療衛生

－以《台灣府城教會報》(1885-1942) 為分析對象

陳慕真

摘要

十九世紀開始，tòe 著西方醫療宣教師所傳入 ê 醫療、衛生知識，tō 是台灣現代醫學 ê 開端。Chiah-ê 對現代醫療建設、醫學教育 kap 衛生知識 ê 觀念 mā 透過台語白話字來傳播，記錄 tī 台灣 ê 第一份報紙《台灣府城教會報》內底。目前針對早期由西方宣教師所引進 ê 現代醫療、衛生工作，大部分 ê 論述是 khiā tī 教會史 ê 醫療傳道、或者是醫療史 ê 觀點為主要切入點。總是，khah chió 運用台語白話字所書寫 ê《台灣府城教會報》來作為論述主體。本論文以《台灣府城教會報》為主要分析對象，tī 早期醫療史 ê 歷史脈落下面，來探討白話字所書寫 ê「現代醫療衛生」相關報導。另外，mā 探討台語白話字 án-chóaⁿ 來表現現代醫療、衛生觀念，以及用台語白話字來表現 ê 時 chūn，所呈現 ê 書寫特色。

本文根據教會報 (1885-1942 年) 內底有關醫療衛生書寫 ê 相關內容，分作「現代西式醫院 ê 設置」、「醫學／護理教育」kap「衛生知識 ê 傳播」這三 ê 部分來進行探討。另外，tī《台灣府城教會報》nih，有關「衛生知識 ê 傳播」內底描寫著醫療衛生 ê 文章，雖然屬 tī 醫學性 ê 現代知識範圍，m̄-koh ùi 內容當中亦 ē-tàng 發覺著作者 ê 文學手路。Chit kóa 具備醫學性 kap 文學性 ê 白話字作品，ē-tàng 講是台灣人 siōng 早期 ê「醫療文學」。本文透過內容 ê 分析，除了 ē-sài 知 iáⁿ 台語白話字所書寫 ê 台灣醫療歷史以外，mā 進一步論證白話字成做傳播、吸收現代醫療智識、衛生觀點 ê 文字功能 kap 歷史意義。

圖 2. 陳慕真的〈台語白話字書寫中 ê 現代醫療衛生－以《台灣府城教會報》(1885-1942) 為分析對象〉一文的篇頭。

2）。2006 年 4 月 30 日先發表於中山醫學大學台灣語文學系主辦的「第一屆台灣語文暨文化研討會」，文章也登在網站上，我看了後覺得此篇文章及她的論文很值得介紹。

這兩篇陳慕真的作品在網路上不難找到（註 5,7），而且可以下載。這兩篇是用漢羅並用的福老台語撰寫。《台灣府城教會報》本用羅馬拼音字寫，作者用漢羅文體，比較適合現在的讀者。這裡只摘錄她這兩篇文章的很少部分，主要為介紹給大家知道，所以用華語寫。介紹給大家知道這些文獻，若有興趣者自然可上網下載閱讀此文及論文全文。常去嘗試讀漢羅並用文體的人，應該不難瞭解福老台語。像我這種老古董的客家台灣人，從小在客家莊長大，都可瞭解其中絕大部分。陳文主要提及醫館的報導、醫學教育、醫藥廣告、護理教育及醫藥知識傳播等。此文是第一篇介紹，主要討論醫館、醫學教育及醫藥廣告。

西式醫館的報導

陳文寫相當多南部的醫館歷史，我雖曾寫

過不少關於這些資料的文章，在此不再重複。不過陳文提供了更接近第一手的資訊。她說因為教友及讀者關心，因此和教會醫療有關的消息，會不定期地在教會報上報導。雖然南部教會醫療傳道 1865 年 6 月就已開始，《府城教會報》1885 年創刊，但一直到 1891 年 1 月第 69 號，才第一次有和病院有關的報導在《台灣府城教會報》出現——報導〈大社的醫館〉。這篇文章的作者是「盧醫生」，就是 1888 年來台灣的「盧嘉敏」醫生。1890 年，盧醫生在大社（今台中豐原）開設「大社醫館」，並設病房。

在〈大社的醫館〉這篇文章中，盧醫生較詳細地描寫當時來大社醫館的病人數量及就醫患者，病人較多是窮苦的農家（做穡人）。有錢的人較少來醫館就醫，他們請醫生去他們家看病。雖然病人大部分是從附近來，也有從遠地來，也有客家人。另外也有人來醫館不是來請教醫生，只不過為治療「寒熱症」（瘧疾），來買「Ke-ná-hún（Ke-ná 粉）」。

從〈大社的醫館〉一文以後，教會報陸續刊載醫療相關的報導，包括南部打狗旗後病院、台南醫館、新樓病院、中部大社醫館、蘭醫館、彰化病院。另外有關北部馬偕病院相關報導，一直到 1912 年南北教會聯合成立「台灣大會」後，原本屬南部的教會報才增加了「北部消息」、「北部事務」等內容。1913 年以後開始刊載北部馬偕病院的報導，以及台灣的「痲瘋病院」（樂山園）。《台灣教會公報》一直到 1942 年 3 月第 684 號，因為二次世界大戰的影響，致使教會報停刊，戰前最後一篇有關醫療的報導是〈彰化基督教醫院消息〉一文。

瞭解當時醫館情況

報中可看到當時醫院情況的報導，譬如馬雅各二世醫生在他任內，因為新樓病院患者增加很多，少年馬醫生為了患者設想，開始設立病院幫病人煮食的制度。在 1903 年 4 月第 217 卷的〈醫館的告白〉這篇文章中，向教會報的讀者通知，一種新的制度即將實行。舊曆 5 月 1 日後，來醫館住的病人不必準備柴、米、烘爐。可見病院幫病人煮食，至少在台南，是 1903 年才開始。

從教會報刊登的〈醫館的告白〉或〈府城醫館的消息〉，可看出醫館當時的情況。為戒除鴉片習慣，病人可以住院，但有時病人會偷偷出走。馬醫生後來在新醫館特別另設立四個人住的「勸戒所」，在那裡治療如何戒鴉片煙癮，兩星期就可出院，若有人要來住就先跟醫生報名。另外也設特別癩病診療所，後來還有一棟八床病室給「肺癆」病人住，以後更有一棟十床小兒病室等等消息。

從 1896 年 9 月刊登〈台南醫館〉之文描

寫當初患者情形，說當時來醫館求醫病症較多屬於外科，尤其「目珠（眼）痛」、「寒熱症」（瘧疾）在當時很普遍。類似這樣的報導不少，若詳細閱讀教會報，可讓我們更進一步瞭解早期的醫館情況。寫南部醫療史，教會報的資訊幾乎可說是第一手資料。

醫館藉此尋求教會教友的支持

《台灣府城教會報》常對現代西式病院進行報導，除了一方面報導醫院設立的過程，也將各醫院的動態及需求，透過報紙傳播給所有的教會及教友瞭解。另有一項功能，財源有困難時，也會在報上尋求各教會支援。教會報還報導各教會的補助及捐款情況，甚至把教會名稱及金額刊出來。

當然醫館會經常上報，除了上述直接徵求支持的報導外，下面一再提到的醫學或護理教育以及醫療資訊，是一種「無形」而且更有效地促使各地教會及教友支持醫館。以後的討論會更明顯地說明其效果。

醫學教育

醫療宣教師招收學生以學徒方式養成台灣人醫師，是台灣最早期的醫學教育。日據時代正式的醫學校設立後，這制度還繼續相當久才停止。這種制度仍會繼續一段時間的主要理由，是因為台灣仍缺醫師。這種學徒式訓練出來的醫師，在日據時代只能以所謂的「限地醫生」行醫。

前言中提到的那本書《限地醫生——周瑞醫師傳記》（註 1），對「限地醫生」有較詳細的報導。這種學徒式的制度，訓練出來不少的醫界早期人士，他們可說是台灣醫界的真正前輩。他們得風氣之先，比別人更早一步接觸近代醫學，他們的子女以後有很大部分，也早人一步進入日後的「正統」醫界。

《台灣府城教會報》曾描寫見習生接受醫學教育的情形，他們可以分擔宣教師醫生的醫療工作。從報上的報導能略為看出訓練見習生的一些方式，這種學徒式的教育很值得以後繼續探討。當然這些醫學生也幫忙傳教，他們的子女中，日後從事傳教工作的也不少。

教會報有時會較詳細地描述見習生的工作。陳慕真的文章中提到不少本書各章會提到的顏振聲及他的大作〈南部教會醫療傳道史〉。很有趣的是，顏文曾提到林燕臣先生教授從英文翻譯的中文醫書。林燕臣不是醫生，據我所知是前清的秀才，在神學校教漢文。林燕臣是到美國台灣人中第一個得到美國 Ph.D. 學位的林茂生博士的父親，也是國際有名的精神科醫師林宗義教授的祖父。

若對顏振聲的〈南部教會醫療傳道史〉的

報導有興趣，杜聰明在《台灣醫學會雜誌》刊登過的〈台灣基督教會醫學史〉中，有將顏振聲先生文章全文翻譯成華語（註 9）。另外在《台灣白話字文獻館》的網站上，也很容易可找到顏振聲的全羅或漢羅文體版的大多數的文章（註 9）。

刊登招收見習生的消息

醫療宣教師 1896 年 10 月曾透過教會報的〈醫館的告白〉通知大家，刊登醫館招收見習生的消息。該文說府城醫館欠兩個學生，通知眾位兄弟，十八歲以上懂白話字（羅馬拼音字）是必須的條件，品行也要忠厚。若有意學醫，請寫信去跟安醫生聯絡，或帶人去看他。見習約須四年，伙食所費自己出，若是出不起，可以來商量討論。

很有趣的條件是：聲明「白話字」是必須的條件，而唐人文字只要略知即可。可見早期醫館內「白話字」是醫學教學、診療、書寫的文字。1896 年時還無正式的義務教育制度，懂漢字的人並不多，所以林燕臣才教授翻譯的中文醫書。

後來因為日本醫學校的制度漸趨完善，教會見習生制度無法維持，所以從戴仁壽醫生以後，就沒有招收見習生了，自然教會報以後就不會有類似的招生消息。醫館後來提高前代見

高雄市塩埕五ノ一五 得恩堂 振替臺灣一八一五得
(新樂園82號) Liâu Tit (電話三五七二番)
Pó·-sīn-oân: (補腎丸).

Chit hāng io̍h, bô lūn lâm-hū ló-iù, pē^{n}-aū, sán-aū sit goân-khì--ê, kap hā-siau, pe̍h-tài--ê; chia̍h liáu khah chē tōa kong-hāu! lā kôa^{n}, joa̍h, iau, pá; kan-ta chia̍h, á-sī phòe iâm-chúi, he̍k-sī tīm, lóng hó! Chit jit chia̍h 3 pái, chit pái 2 chî^{n} tāng. Chit hāng io̍h, Hó-chia̍h! Pan-gî! Lī-piān! Bián khiū^{n}! Lâng kā i hō-chò "Sàn-hiong lâng Pó·io̍h!" Choân Tó chē-chē ūi, chài-sa^{n} lâi chù-bûn kui 10 kin! Téng-nî ū Tiong-pō· ê pêng-iú, tùi Lōe-tē tì chin siong-tiōng ê chhìn-nah tńg-lâi; góa the̍h chit-lia̍p, chhin-chhiū^{n} sè-lia̍p î^{n}-á tōa ê kiàn-pún-phín hō· i chia̍h, kòe kúi-nā hun cheng; i kóng, "góa ê seng-khu lóng tńg sio!" Sa^{n} hian-khui khòa^{n}, seng-khu lóng hó-hó! Tùi chit ê pêng-iú ê siāu-kài, ū siau chiá^{n} pah kin!

Chit hāng Pó·-sīn-oân, chêng-nî tī Tâi-lâm chhī-lāi, ū lâng chit-kin chiàu tēng-kè bē 3 kho·, chhng-siā ū lâng 4 niú tēng-kè chit kho· bē 7 kak; iā goáu chit-kin tēng-kè 3 kho·, bē kho·-la̍k!

Ta^{n} Hàn-io̍h ū hāng khí kúi-nā pōe kùi! Put-tek-í chit-kin bē kho·-peh, 5 kin bē 7 kho· pòa^{n}, 10 kin bē 13 kho·. Chiân-kim--ê, bián sǹg-liāu; tāi-kim ín-oā^{n}--ê, sàng-liāu oá ka-it.

圖 3. 廣告頁有全用「白話字」的。

習生的薪資，繼續留他們在醫館服務，有些以「限地醫生」開業行醫。後來醫館雇用醫學校畢業的醫師，有些在此工作一段時間後再去開業，這多少有點像目前各大醫院提供的「住院醫師」制度，可訓練剛從醫學校畢業的醫師。

醫藥廣告

最有趣的是陳慕真在此文及碩士論文中提到的醫藥廣告。陳文說從 1932 年 5 月教會報第 566 期開始，平均每一期出現七、八頁份量的「廣告頁」。會報的廣告頁出現的醫藥廣告，佔廣告的很大比例。主要是有關藥品、醫院、診所的廣告。廣告跟上述醫館見習生出身者有較密切的關係。

除了見習生開業行醫的通告，還有藥品廣告，如「榮安堂大藥房」的吳純仁醫生就是安彼得醫生在新樓醫館所訓練的見習生。「榮安堂」在教會報刊登很多藥品廣告，時常佔廣告的大版面。另外常登廣告的「再生堂醫院」的高再得醫生，「愛育堂醫院」的顏振聲醫生，「得愛醫院」的蔡得一醫生，也都是早期的見習生出身的醫生。顯然以後一些醫學校畢業的醫師也會上報登廣告。

藥品廣告有：「開胃健脾丸」、「偉勞補

壽汁」、「麥精魚油膏」、「艾羅痔瘡內銷丸」、「補腎丸」等等。看這些藥廣告可以知道很多不是現代醫學的藥物，反是中醫的用藥，譬如「補腎丸」（圖 3）、「健脾丸」（圖 4）等不會是從歐美醫療宣教師那裡學來的，其他不少藥品也不是現代醫學用藥或用的名詞。

當時的廣告頁幾乎全用「白話字」的廣告（圖 3），也有用漢、羅對照的廣告詞，更有些也用圖片來輔助其呈現的方式（圖 4），這些廣告很值得日後專文探討，將會是非常有趣的醫學史料。

非常感謝陳慕真同意讓我使用她的資料及圖片。也先給她審閱。

圖 4. 廣告頁有漢、羅對照的廣告詞，再加上圖片來呈現的。

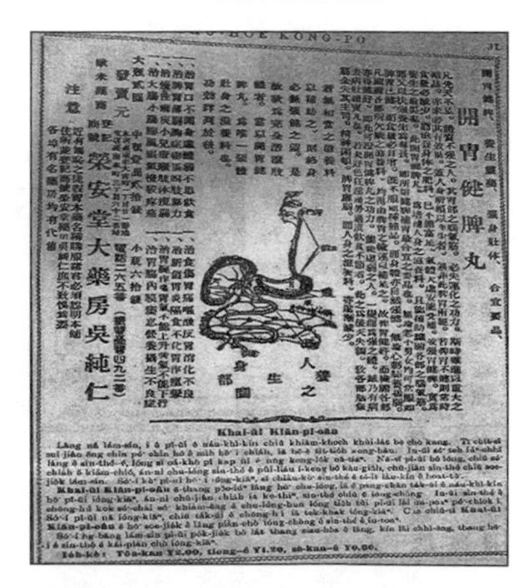

參考文獻

1. 台灣教會公報社編輯委員會（2008），《限地醫生——周瑞醫師傳記》，台南：台灣教會公報社。

2. 賴志忠（1999），〈台灣醫療傳道史之研究——英國與加拿大長老會之比較〉，輔仁大學歷史研究所碩士論文，台北：輔仁大學歷史研究所。

3. 蘇芳玉（2002），〈清末洋人在台醫療史——以長老教會海關為中心〉，中央大學歷史研究所碩士論文，中壢：中央大學歷史研究所。

4. 湯惠婷（2003），〈日治時期新樓醫院之醫療與傳教事業研究〉，東海大學歷史研究所碩士論文，台中：東海大學歷史研究所。

5. 陳慕真（2006），〈台語白話字書寫中 ê 文明觀——以《台灣府城教會報》(1885-1942) 為中心〉，成功大學台灣文學研究所碩士論文。在網站上：http://etdncku.lib.ncku.edu.tw/theses/available/etd-0830106-020505/unrestricted/etd-0830106-020505.pdf（2011.6.10）。

6. 賴永祥，「教會史話」。網站的「賴永祥長老史料庫」（http://www.laijohn.com/），在其網內搜尋欄放入要搜尋的題目，很容易找到要的資料（2011.6.10）。

7. 陳慕真，〈台語白話字書寫中 ê 現代醫療衛生——以《台灣府城教會報》（1885-1942）為分析對象〉。在網站上：http://203.64.42.21/giankiu/GTH/2006/TSIT/lunbun/2-14%E9%99%B3%E6%85%95%E7%9C%9F%E8%AB%96%E6%96%87.pdf（2011.6.10）。

8. 杜聰明（1963），〈台灣基督教會醫學史〉，《台灣醫學會雜誌》，62：179-196。

9. 台灣白話字文獻館：http://www.tcll.ntnu.edu.tw/pojbh/script/artical-dta349p.htm（2011.6.10）。

第二章

南台灣早期護理史

上一章討論《台灣府城教會報》以羅馬拼音字（白話字）記錄當時社會的各種情況，其中有不少南部早期的醫療文獻，如醫學／護理的教育、醫館／醫界的消息、各種醫療衛生知識以及醫療廣告等等。

這一章繼續來討論前面沒提到，有關護理的文獻，討論早期南台灣護理相關的歷史，以護理制度的發展及教育為主。很多仍依據陳慕真的碩士論文（註1）及她討論有關醫藥衛生部分的論文（註2），還有上一章提到的其他碩士論文，並引用了湯惠婷的論文（註3）。

《台灣府城教會報》有不少有關護理的文獻，也參考賴永祥教授的網站資料（註4）、新樓醫院出版的兩本書（註5,6），以及文中提到的一些其他文獻。不過賴永祥長老的網站及新樓醫院出版的兩本書，內容也有很多源自《台灣府城教會報》，我沒爬梳過教會公報，只是利用上述的幾本書、論文及網站，間接地參考了《台灣府城教會報》（註1-6）的資料。

最早的南部護理文獻

世界各地的醫療制度為了醫院的分工以及病患的需求，一定會有「護理」（此文與「看護」混用）制度的出現，以及「看護婦」（此文與「護士」、「護理師」、「護師」混用）」行業產生。十九世紀時，西醫剛傳進台灣時，不管是北部或南部的教會醫館，都很少關於護理制度的記載。只偶爾看到掛有護士名稱的女宣教師在文獻中，他們應該是各地或各醫院的護理制度及教育的啟蒙者。

新樓醫院出版的兩本書中（註 5,6），沒找到十九世紀時南部醫療機構有關護理的記載。從賴永祥教授的書及網站（註 4），發現有五位女宣教師於十九世紀就已經來到台灣。其中有一份資料說：文安姑娘（Miss Annie Butler）及朱約安姑娘（Miss Joan Stuart）除了在女學教書外，時常義務為人接生（註 7）。深入探查得知兩人 1885 年來台，是府城（台南）長榮女學校的教育工作者，她們看到台灣婦人畏懼看醫生，生產有困難時，情願死也不肯給男醫生看，所以決心從事助產工作，幫助了很多難產的婦女。

再繼續找資料，看到一篇寫朱約安姑娘的傳記短文（註 8）。原來朱姑娘知道台灣缺乏女助產士的困境，1891 年回英國休假時，她趁休假期間去學助產學，學成後再來台灣時，幫忙婦人生產，可說是台灣最初代有現代醫學訓練的「產婆」（此文與「助產士」混用）。她在台南二十五年，1910 年遷往彰化，在中部再播種助產工作及教育，到 1917 年（賴永祥的女宣教師表寫 1913 年）才離開台灣。

文安姑娘 1885 年來台，1924 年離台，前後在台灣約三十九年。從賴永祥的宣教師名單中，她跟朱姑娘本都不是護士或助產士出身。高金聲的一篇短文中說（註 9），文姑娘想出特別的方法，親近高雄的梅醫生學習助產學。下面會再提到 1918 年，她在教會報撰寫〈王的看護婦〉的文章，鼓勵台灣婦女從事護理及助產工作。

南部護理制度及教育的啟蒙者

台灣有護理制度及教育的紀錄，是從二十世紀初的馬雅各二世醫生夫人（圖 1 左）開始。他們夫婦於 1901 年來台南，馬雅各二世醫生擔任新樓醫院院長，繼續他父親馬雅各醫生從前的工作。當時府城的民眾稱他少年馬雅各醫生。少年馬醫生夫人是正式的護理師，他們夫婦兩人栽培了不少台南的醫師見習生及護理人員，對台灣的醫療及教育貢獻很多（註 5,6），馬醫生夫人可算是南台灣護理制度及教育的啟蒙者。

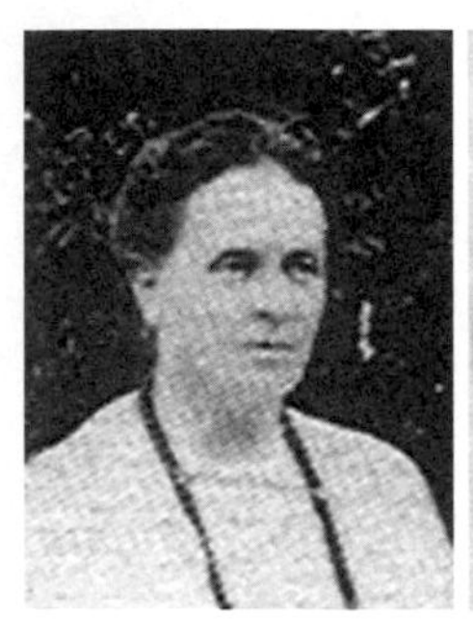
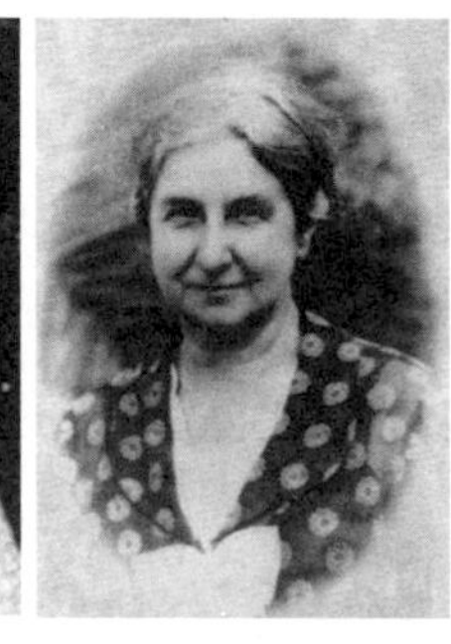

圖 1. 南部兩位護理制度及教育的重要人物：馬雅各二世夫人（左）及戴仁壽夫人。

雖然有些文獻說馬醫生夫人 1901 年來台南時，創辦了「看護婦養成或訓練所」。其實那個時代，類似醫師見習生，仍是以沒制度的學徒方式來訓練。由歐美女宣教師或醫生夫人護理師指導，開始時都只是訓練助手。日本來台後，護理制度漸漸制度化，看護婦需要證照，剛開始時教會訓練的人員很少日文訓練，因此很難通過日本的資格檢定考試，只能在教會醫院服務（註 3）。

日本人自 1897 年開始，在「台北病院」開辦了第一期「看護婦養成所」，這個培養看護婦的單位，是台灣正式護理教育的開始；最初只有日籍人士就讀（註 3）。台南新樓醫院的護理人員及制度，是馬雅各二世夫人來後才漸漸開啟，1917 年戴仁壽醫生撰寫看護學的教科書（註 10），從他所寫的文章中，可以知道醫館那時已略有訓練制度，只是查不到醫館何時正式開始設置看護婦的訓練課程。

戴仁壽醫生夫婦在新樓病院工作初期，為了提升看護及助手的醫療常識及水準，且訓練本地的醫護人才也需要教科書，所以在繁重的工作同時，編纂了一部用羅馬拼音字 Holo 台語的護理教科書《內外科看護學》。

全書是用廈門腔羅馬拼音字為主，主要分

為：解剖生理學、普通看護學、外科看護學及內科看護學四大部分。他花費相當多的時間收集與整理資料，於 1917 年 10 月正式刊行，那時代在台南當看護婦，用羅馬拼音字很可能比用漢文或日文容易。有關此書的編輯及出版，尤其在語言學上的重大意義，我已於第一部分的第七章討論語言問題時探討過。戴醫師夫人（圖 1 右）是正科護理學校出身的護理師，對此書的內容及新樓醫院的護理教育及制度，一樣貢獻良多。

《台灣府城教會報》報導（註 1,2）

《台灣府城教會報》第一篇討論看護學的文章，於 1918 年 1 月出現，是由戴仁壽醫生所撰寫的〈台南病院〉。戴醫生注意到台灣醫院訓練看護婦的重要性，希望台灣能培養看護婦。他認為婦女適合擔任看護婦，文中規劃未來設立看護婦學校。看護婦條件則是：有學問，經過公學校或女學校教育較好，要會讀、會寫白話字（羅馬拼音字），已經入教會，不只常聽道理，要溫柔及不懶惰、會疼愛病人、身體要健康、年紀從 18 至 25 歲。

綜合來講，白話字讀寫能力及基督教信仰是當看護婦的主要條件。在教材方面，主要使用前述戴仁壽編著的白話字護理學教科書：《內外科看護學》。戴醫生提倡護理學教育的文中

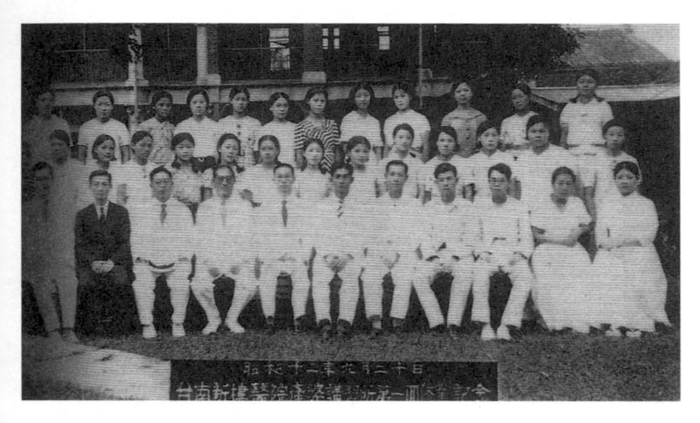

圖 2. 新樓醫院 1936 年才正式有「產婆講習所」，1937 年的第一屆畢業生與教職員合照。

說，差不多要讀三年才能畢業。後來可再加一年學習助產學當產婆。當時將產婆視為護理人員的一項「進階」執業制度。新樓醫院 1936 年才正式有「產婆講習所」（註 5,6），一年後（1937 年）第一屆畢業（圖 2）。

戴醫生也在文章內提到，早期台灣人將看護婦歸類為比較低階層的工作。教會報開始陸續報導看護婦及產婆的消息，宣揚當看護婦的好處及利益，強調在台灣建立看護學有其必要。1918 年 2 月教會報刊出的一篇文章〈看護婦〉，文中解說看護婦意義是「好人應照顧病人，健康的人要保護有病的人」，所以是很有意義工作。

不久又以英國著名的看護婦「Nai-teng-kek-ní（南丁格爾）」為例，鼓勵人做看護婦，文中說英國五十多年前，有一個著名的看護婦，名叫「Nai-teng-kek-ní」姑娘。英國政府送她五十萬，她就用這筆錢來設立看護婦學校。到現今西方國家做看護婦的人，很多是有學問及聰明的人，連皇帝以及國王的親人也曾做看護婦。

接著在1918年6、7、8月刊載〈王的看護婦〉，是連載的短篇故事（圖3），作者「文姑娘」描述英國看護婦跟一小男孩患者的故事，故事以「你是王所奉差來的看護婦」做中心，表達看護婦的職業是受王（神）所歡喜及祝福的涵義。文章一方面是在宣傳看護婦職業利益及高尚，打破傳統社會對看護婦的既定看法，並進一步鼓舞婦女擔任看護婦。下段用羅漢版代替原白話字當樣本給大家參考。

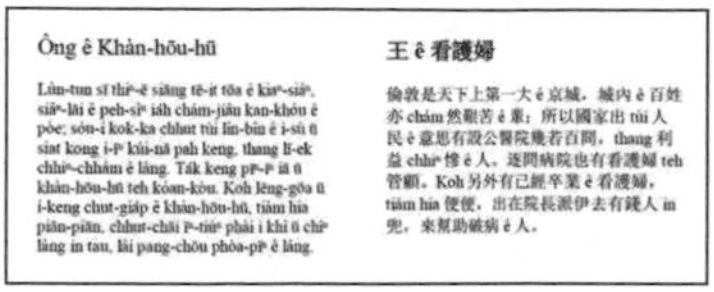

Ông ê Khàn-hō͘-hū

Lûn-tun sī thin-ē siāng tē-it tōa ê kian-siân, siân-lāi ê peh-sìn iáh chám-jiân kan-khó͘ ê pòe; só͘-í kok-ka chhut tùi lîn-bîn ê ì-sù ū siat kong i-īn kúi-nā pah keng, thang lī-ek chhin-chhám ê lâng. Ta̍k keng pīn-īn iā ū khàn-hō͘-hū teh kòan-kò͘. Koh lēng-gōa ū í-keng chut-gia̍p ê khàn-hō͘-hū, tiàm hia piān-piān, chhut-chāi īn-tiún phài i khì ū chîn lâng in tau, lâi pang-chō͘ phòa-pīn ê lâng.

王ê看護婦

倫敦是天下上第一大ê京城，城內ê百姓亦chám然艱苦ê輩；所以國家出tùi人民ê意思有設公醫院幾若百間，thang利益chhin慘ê人。逐間病院也有看護婦teh管顧。Koh另外有已經卒業ê看護婦，tiàm hia便便，出在院長派伊去有錢人in兜，來幫助破病ê人。

圖3.〈王的看護婦〉第一段，白話字／漢羅文體。（原文《台灣府城教會報》；1918年6月，399卷：11頁）此圖來自：「台灣白話字文獻館」的網站：http://www.tcll.ntnu.edu.tw/pojbh/script/artical-dta349p.htm。

Ông ê Khàn-hō͘-hū 王ê看護婦

「倫敦是天下上第一大ê京城，城內ê百姓亦chám然艱苦ê輩；所以國家出tùi人民ê意思有設公醫院幾若百間，thang利益chhi 慘ê人。逐間病院也有看護婦teh管顧。Koh另外有已經卒業ê看護婦，tiàm hia便便，出在院長派伊去有錢人in兜，來幫助破病ê人」。

台南新樓醫院後來開設「產婆講習所」，每年3月及9月招集產婆講習生。教會報時常報導有關「新樓醫院附屬產婆講習所」的消息，並在廣告頁加以宣傳（圖4）。當時台灣嬰兒出生死亡率很高，教會報常常鼓勵婦女閱讀此類文章。討論看護婦的訓練及產婆講習所的教育，一方面訓練初代女性醫療人員，也將護理

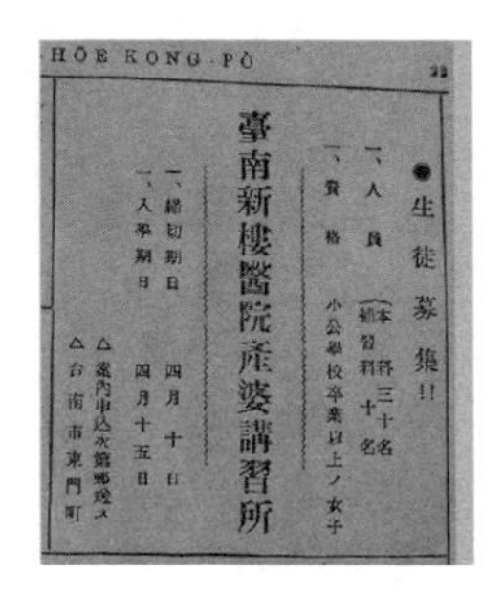

圖 4.《台灣教會公報》產婆講習所招生廣告。（陳慕真提供）

及助產知識帶入民間，對早期台灣女性接觸西式醫療有很大的影響。

用白話字在教會報上撰寫，不但報導護理的工作性質，還報導護理人員如南丁格爾的故事，甚至用故事方式來寫，以吸引更多人閱讀。可見利用白話字可充分表達消息，更能傳達現代醫學的知識。

外國的文獻

我並沒有仔細尋找外國文獻對台灣早期護理的報導，不過網站上有一個十九世紀台灣跟歐美交流的文獻，列出不少有關台灣醫療界的文章 (註 11)，刊登在英國長老教會的 *The Messenger and Missionary Record*。潘稀琪的書《台灣醫療宣教之父—馬雅各醫生傳》(註 5)，參考這本期刊並翻印了不少照片，而且還翻譯了一些如下的文章。

在潘稀祺撰寫的馬雅各傳記中 (註 5)，翻譯的文章裡有一章「如何幫忙我們的醫院」（108-116 頁），其中有一節談台灣的護理情況。其中沒註明翻譯自雜誌哪年哪一期的文章，不過文章最前面說馬雅各到台灣七十年後寫的，所以應該是 1935 年左右的文章。文中說護士宣教師吳阿玉（Miss Gretta Gauld；圖 5 左）管理護理工作外，還管理台南醫院的廚房、消毒室、洗衣房及護士宿舍。

這節說台灣的台南及彰化基督教會醫院，早期的住院病人是由親人照顧，「護理人員的訓練需要長時間培育的，大部分護理人員利用此訓練作為結婚的跳板。過去的許多護理人員並未受過任何教育」。後來為了求取最好的護理品質，醫館挑選護理見習生時，堅持一個原則「身體健康，受過教育和聖經課程者」。同時也談到彰化醫院，自 1926 年烈以利姑娘（Miss Isabel Elliot）到職後，「本地護生由她指導，來協助家屬。從此日間照顧的護理人員大增，並希望新宿舍建成後，能提供夜間護理照顧」。

在潘稀祺所寫的馬雅各傳記書中（註 5），另有一章「台南宣教醫院史實與需求」（94-107 頁），是翻譯自 1908 年 Hazelt(Fatson & Viney, Ltd., London and Aylesbury) 印製（小冊子文章？）。此文中寫的是那時代台灣的醫院情況，不同於上述兩段文章，整篇文章沒提護理。可能更早期的醫院並沒有護理制度及人員，病人主要都是由家屬照顧。

台灣初代教會醫院的護理師及女醫

查閱賴永祥先生所列出從英國來的宣教師的名單中（註 6），孟姑娘 (Miss Annie Benning) 在 1909-1910 年及富姑娘（Miss Alice Fullerton）於 1911-1916 年是以護士身分來到台

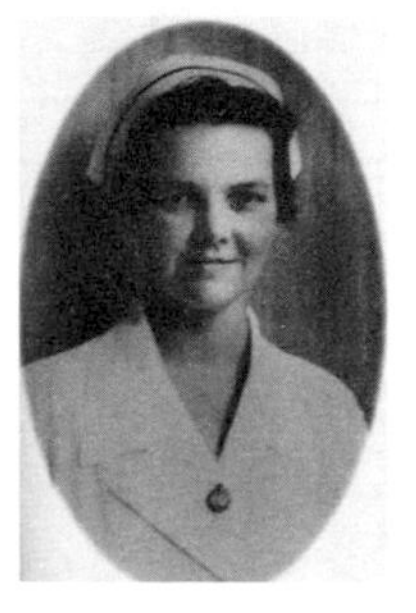
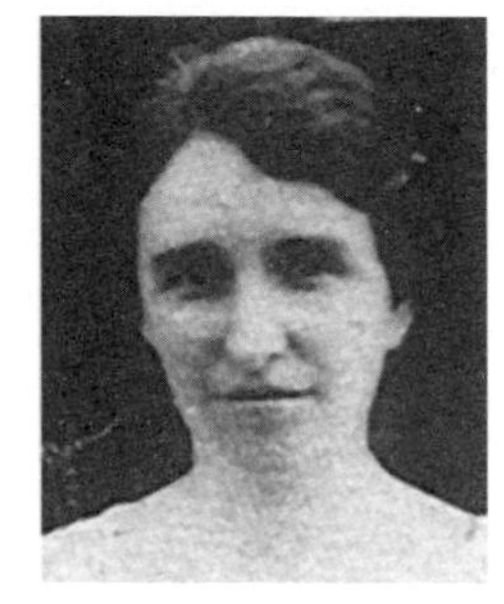

圖 5. 另兩位台南護理界的重要人物：吳阿玉（圖左）及周惠滌醫生夫人。

南服務，但沒找到文獻記載她們的工作及貢獻。前述的烈以利及吳阿玉雖也在中、南部工作過，但她們兩人都是從加拿大來，也都曾在馬偕醫院服務過。

那份名單還列出了是護士出身、在南部工作的女傳教師，1919-1921 年的洪姑娘（Miss Peggy Arthur）、1925-1926 年的高姑娘（Miss Jessie Connan）及 1933-1934 年的巫瑪玉姑娘（Miss Marjorie Brooking）。不過她們在台灣時間短暫，可能影響不大，也找不到紀錄。

有幾位宣教師夫人，如前述的馬雅各醫師夫人及戴仁壽醫師夫人（圖 1），都是護理學專業出身，宣教師名單中雖然沒有列出她們，但她們對台灣的護理教育及制度，可能比上述幾位護士女宣教師的影響更深遠。周惠滌醫生 1923 年寫的報告，在醫院統計表中（潘稀祺的馬雅各傳第 125 頁）將其夫人列為護士（圖 5 右）。

順便一提，宋忠堅牧師娘，Dr. Elizabeth Christie Ferguson，在宣教師的名單上也沒有，她是「台灣第一位女醫」，專業在婦產科及小兒科，醫療方面幫助台灣婦女極多，因為當時「台灣婦人不敢接近男子醫生，有女醫對女性來講是真好親近」。另外，宋牧師娘還把行醫的經過用白話字寫在教會報。當時不論在市鎮或鄉村，她都積極推展婦女醫療工作，人稱她為「婦女界的救星」（註 2）。

1899 年，台南教會醫館新樓建築完成，宋牧師娘曾打算把舊的醫館，就是後來稱為「舊樓醫院」的舊館，改辦為「女醫院」，也已經得到英國母會的支持。很可惜，她在 1901 年去世，原本打算成立台灣第一間由女醫生主持的女子醫院，也就沒機會完成了。

結語

看到陳慕真寫的文章，我又繼續尋找資料，因而看到一些早期有關台南的護理文獻，讓我們知道了更多早期南部的醫療及護理典故，更瞭解早期歐美宣教師對護理及助產制度及教育的貢獻。從這些文獻看來，南台灣的護理制度創立之初，看來相當艱辛。日據時代醫療的現代化，教會的醫療系統幫助日本政府推廣現代醫療。此文有關護理界的文獻，可以看出雙方是相得益彰。

感謝陳慕真及新樓醫院的幫忙並讓我使用資料及圖片。

參考文獻

1. 陳慕真（2006），〈台語白話字書寫中 ê 文明觀——以《台灣府城教會報》(1885-1942) 為中心〉，成功大學台灣文學研究所碩士論文，台南：成功大學台灣文學研究所。在網站上：http://etdncku.lib.ncku.edu.tw/theses/available/etd-0830106-020505/unrestricted/etd-0830106-020505.pdf（2011.11.25）。

2. 陳慕真（2006），〈台語白話字書寫中 ê 現代醫療衛生——以《台灣府城教會報》（1885-1942）為分析對象〉。在網站上：http://203.64.42.21/giankiu/GTH/2006/TSIT/lunbun/2-14%E9%99%B3%E6%85%95%E7%9C%9F%E8%AB%96%E6%96%87.pdf（2011.6.10）。

3. 湯惠婷（2003），〈日治時期新樓醫院之醫療與傳教事業研究〉，東海大學歷史研究所碩士論文，台中：東海大學歷史研究所。

4. 賴永祥長老史料庫。在網站上 http://www.laijohn.com/ (2011.11.25)

5. 潘稀祺 (打必里。大宇)（2004），《台灣醫療宣教之父——馬雅各醫生傳》，台南：新樓醫院。

6. 潘稀祺（1998），《新樓情、舊相簿》，台南：新樓醫院。

7. 賴永祥，「石舜英憶女姑娘」。網站：http://www.laijohn.com/book5/449.htm （2011.11.25）。

8. 高潘筱玉（1931），〈朱約安姑娘小傳 (Miss Joan Stuart, 1851-1931)〉，《台灣教會報》，555: 1-3。（原文白話字）網站：http://www.laijohn.com/archives/pm/Stuart,J/biog/tokhp.htm (2011.11.25)。

9. 高金聲（1953），〈思念聖徒——朱姑娘與文姑娘〉，在楊士養（編著），《南台教會史》，南部大會教會歷史部。（原文白話字，林昌華譯成漢羅並用文體）。網站：http://www.laijohn.com/archives/pm/Stuart,J/biog/Ko,Kseng/Lim,Choa.htm （2011.11.25）。

10. Gushue-Taylor G.(1917). *The Principles and Practice of Nursing*(內外科看護學). Tainan: English Presbyterian Mission Hospital.（手上有由楊允言影印，未正式出版的版本）

11. Fix D, Shufelt J. “19th-Century European & North American Encounters with Taiwan: A Selective Bibliography.” Website: http://academic.reed.edu/formosa/texts/EuroAmTaiwanBib（2011.11.25）。

第三章
顏振聲的〈南部教會醫療傳道史〉

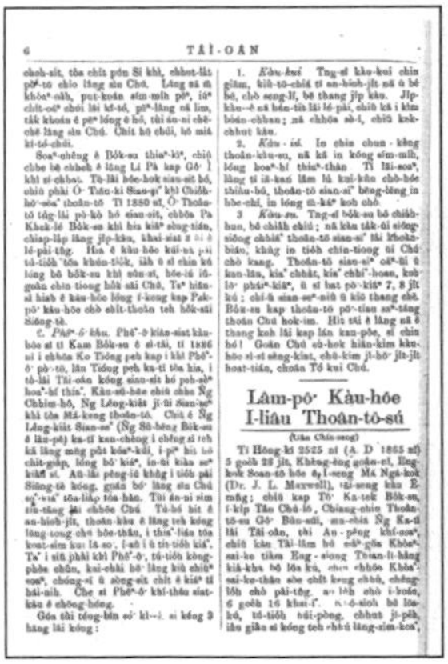

上幾章主要討論從《台灣府城教會報》看到的南部醫療文獻，接著寫了〈南台灣早期護理文獻〉。順便一提，為了寫那篇而看的資料，發現台灣的護理文獻，尤其是從台北觀點寫的護理史，對南部的部分有些偏差。想來醫學史也有類似的情況，所以探討南部醫療文獻更具意義，這裡繼續討論。

第一部分好幾次及上兩章，多次談到《台灣府城教會報》有一連載多期，顏振聲寫的〈南部教會醫療傳道史（Lâm-pōu Kàu-hoē I-liāu Thoân-tō-sú）〉（圖1,2）。顏文原載於《台灣教會公報》663-667，670-672，674-677號（1940年6月-1941年8月）（表1），顏先生用白話字（羅馬拼音字）連載發表。1942年《台灣教會公報》社還出版單行本，仍然題名為《南部教會醫療傳道史》（文51頁，白話字），台南神學院圖書館藏有一冊（註1）。

圖1. 顏振聲第一次發表〈南部教會醫療傳道史〉於《台灣府城教會報》的第一頁。請注意右下角。

重讀顏前輩此系列文章，除了找到一些有疑問處外，或許也找到了以前我「不知道」的訊息，真所謂「溫故知新」。此章首先寫出這份文獻在歷史及語言學界的重要意義，再轉載賴永祥教授在《教會史話》中撰寫的顏振聲的簡單生平（註1），然後繼續探討以前沒討論過的典故，一些自己的心得及有爭議之處。

Lâm-pō· Kàu-hōe I-liâu Thoân-tō-sú

(Gân Chín-seng)

Tī Hông-kí 2525 nî (A. D 1865 nî) 5 goe̍h 28 jit, Khèng-èng goân-nî, Eng-kok Soan-tō hōe ê I-seng Má Ngá-kok (Dr. J. L. Maxwell), tāi-seng kàu Ē-mn̂g; chiū kap Tô· Ka-tek Bók-su, í-kip Tân Chú-lō, Chiang-chiu Thoân-tō-su Gô· Bûn-súi, sin-chiá N̂g Ka-tī lâi Tâi-oân, tī An-pêng khí-soaⁿ, chiū kàu Tâi-lâm hú siâⁿ-gōa Khòaⁿ-sai-ke tiàm Eng-siong Thian-lī-hâng kiā-kha bô lōa kú, chiu chhōe Khòaⁿ-sai-ke-thâu sòe chit keng chhù, chèng-lo̍h chò pài-tn̂g, au lo̍h chò i-koán, 6 goe̍h 16 khai-í. Kò-sioh bô lōa-kú, tú-tio̍h hûi-pōng, chhut jī-pe̍h, iáu giâu sī kóng teh chhú lâng-sim-koaⁿ,

圖 2. 上頁有關〈南部教會醫療傳道史〉部分的放大圖。

被忽略的台灣醫學史的文獻

顏振聲的這篇文章是台灣最早的醫學史文獻之一，很多寫台灣醫療史資訊的最早源頭。以前我常提到賴永祥的《教會史話》，其中不少資料源自此文獻。不過包括我在內的很多人，常忽略顏振聲這重要文獻。

杜聰明教授注意到了這份寶貴的文獻，就請教會人士協力翻譯為漢文（圖 3），全文收錄於他撰寫有關基督教醫學史的論文中（註2）。顏文的內容是自 1865 年 5 月馬雅各醫生來台到寫作當時（1940 年）的宣教師醫療歷史，可說是最早系統性地撰寫的台灣醫學史。醫界知道的人不多，台灣語言學界反而比較注重。這份重要的南台灣醫學史文獻的內容及史實又如何？

圖 3.1963 年，刊登於《台灣醫學會雜誌》的杜聰明論文〈台灣基督教會醫學史〉的首頁。

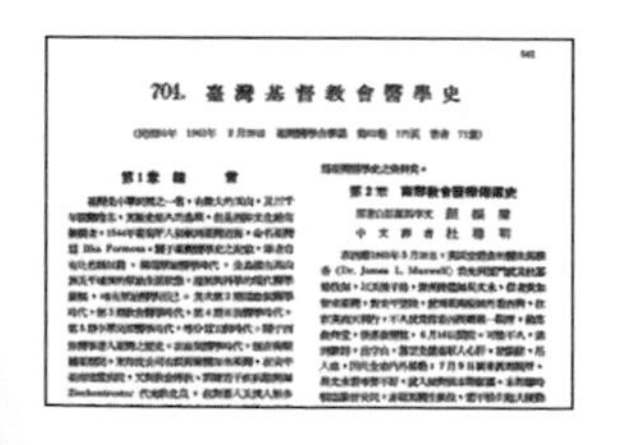

701. 臺灣基督教會醫學史

第1章 緒 言

語言學界的寶貴資料

先前談論〈南部歐美醫師對台灣語言的貢獻〉時，曾提到此文獻有在「台灣白話字文獻館」的網站上登出（註3），還翻譯成漢文，可看漢文、羅馬拼音字及或漢羅並列的版本（圖

4）。以前我沒詳細尋找，以為不難找到顏振聲這些文章的全部版本。這次詳查才知道，只有大部分，其中只刊登了連載十二次中的七次，是 1941 年以後寫的七篇；1940 年的五篇沒有。因為是注重語言學，沒有對醫學史內容進行探討，所以未刊登開頭的幾章，導致不容易瞭解後面七章的醫學史實。

圖 4. 登在於《台灣白話字文獻館》的〈南部教會醫療傳道史〉。這是最後一篇（1941 年 8 月，677 期），漢羅並排方式刊登的首頁刊頭。

陳慕真的碩士論文及她在另一研討學會的報告中（註 4,5），討論很多顏振聲這系列的文章，探討在現代醫療衛生及文明觀上的意義，還用漢羅並用的福老台語寫作此兩篇論文。可說是唯一兼顧顏振聲這些文章對台灣歷史文化及語言學兩方面貢獻的學術討論。

顏振聲前輩（圖 5,6）

從賴永祥教授的「教會史話」（註 1）：「顏振聲醫生，號加齡，1876 年 6 月 25 日生，1949 年 1 月 9 日安息。父親顏永成，母洪仙河（永嬉），年輕時曾寄居高長家，在教會書房習印刷，進大學（神學校），在新樓醫館跟金醫生（1892-1895 年在台）習醫，後轉彰化跟蘭大衛醫生習醫，回台南市開業稱愛育堂，為當地名醫；在太平境教會歷任執事（1900-1907）及長老（1907-1946 年）；也曾在新樓病院，擔任過院長（1942-1944 年）。」請看圖 6，他在彰化跟蘭大衛醫生及其他見習生。

圖 5. 顏振聲前輩。

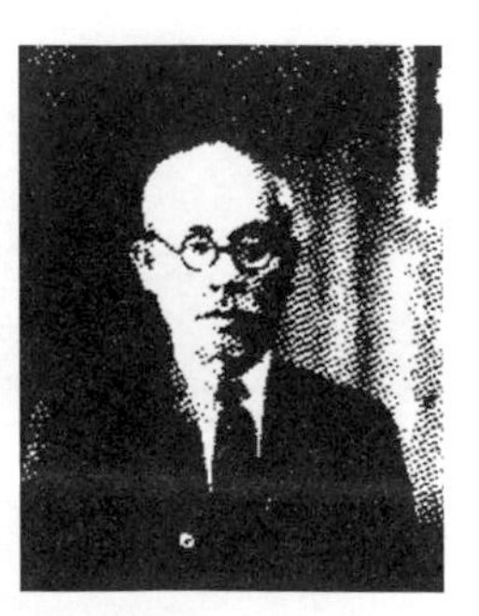

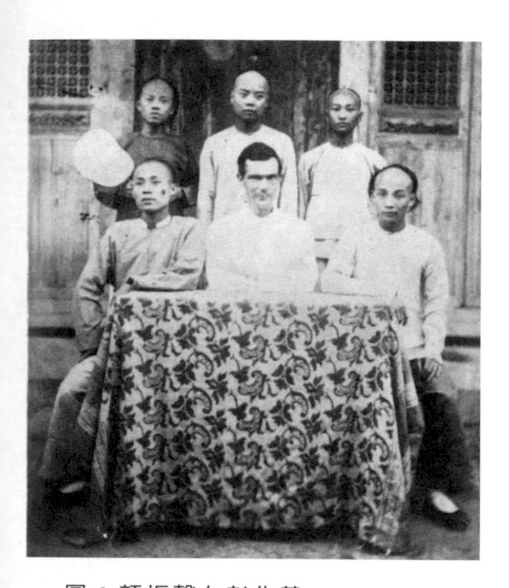

圖 6. 顏振聲在彰化基督教醫院時與蘭大衛醫生及其他見習生（1897年）。後排左到右：吳希揚、劉振昌、高再得；前排左到右：顏振聲、蘭大衛、潘阿敦。（謹謝彰化基督教醫院院史文物館）

馬雅各醫生來台灣

顏文系列第一篇的第一段（註2），按照杜聰明翻譯如下：「在西曆 1865 年 5 月 28 日，英國宣道會的醫生馬雅各首先到廈門就及杜嘉德牧師，以及……來台灣，對安平登陸。」（圖 2,3）。我早先尚未詳細查證馬雅各來台的經過，只看杜聰明此文時，一直以為馬雅各醫生是直接從廈門到府城，以及在安平登陸。

假如看過第一部的文章，應該會懷疑其正確性。在〈從「西方醫學在台灣」節目談正視正確的台南醫學史〉，有一圖顯示今高雄旗津有馬雅各當年的登陸紀念碑。先前已較詳細地考證及討論過，馬雅各為何來台及來台的經過，不必再重複。顏前輩撰寫此系列文章時，馬雅各登陸已是當時七十五年前的典故，顏前輩的記憶可能有錯，那時又沒如今的文獻可查。

簡單地再寫出最有可能的歷史：馬雅各醫生等人 1865 年自廈門乘船，5 月 29 日在旗後（今高雄旗津）上岸。他們徒步走到台南，或從打狗「仍以航海的方式抵達府城」，第一部分已有詳細些的討論。我也討論過另一書，把馬雅各那次來台時間，毫無根據地變更為 1864

年 10 月 28 日。我一再呼籲：寫歷史要鄭重不能馬虎，不要沒邏輯地改寫歷史。

663	1940.6	南部教會醫療傳道史	顏振聲	6-8
664	1940.7	南部教會醫療傳道史	顏振聲	4-6
664	1940.7	病院通訊	彰化：林朝傻	20-21
665	1940.8	南部教會醫療傳道史	顏振聲	7-8
665	1940.8	病院通訊：台南新樓病院	楊雲龍	19-20
666	1940.9	南部教會醫療傳道史	顏振聲	2-4
667	1940.10	南部教會醫療傳道史	顏振聲	7-8
670	1941.1	南部教會醫療傳道史	顏振聲	3-4
671	1941.2	南部教會醫療傳道史	顏振聲	3
672	1941.3	南部教會醫療傳道史	顏振聲	8-10
674	1941.5	南部教會醫療傳道史	顏振聲	3-5
675	1941.6	南部教會醫療傳道史	顏振聲	3-5
676	1941.7	南部教會醫療傳道史	顏振聲	4-5
677	1941.8	南部教會醫療傳道史	顏振聲	7-8

表 1. 顏振聲的連載共分 12 期刊出如上表。（自陳慕真的碩士論文〈台語白話字書寫中 ê 文明觀－以《台灣府城教會報》(1885-1942) 為中心〉。

離開台南到高雄

接著寫馬雅各到府城後，租到看西街的房子，並於當年 6 月 16 日開始先講道再看病配藥，這應該是台灣現代醫學的開啟日。由於種種謠言，群眾憤怒而威脅馬醫生，並引起暴亂。馬雅各醫生離開台南以息眾怒，暫退鳳山縣的打狗（高雄）。顏文對此處寫得很簡短，不過有不少的篇幅寫高雄地區的「旗後醫療傳道史」。

我在長榮大學寫了一篇有關安彼得醫生在台南及打狗地區三十多年的生涯（註 6）時，尋找高雄地區早期的醫學史，找了不少文獻，很慚愧地，我竟然忘記了顏振聲這一重要文獻。我麻煩對《台灣教會公報》很熟悉的陳慕真從公報找尋安醫生的資料（表 2），因《台灣教會公報》及《台灣白話字文獻館」》都仍未數位（digital）化，從索引或網路搜索，都沒提到這系列文章。顏文記載了一些安彼得的典故，可補充拙文〈安彼得醫生〉（註 6）。

1865 年 8 月初，馬雅各一行人退到旗後，租房行醫佈道。顏振聲的這份文獻，較詳細地寫出不少宗教有關的消息，如受洗入教者、傳道師、牧師、建教堂經過等。1868年12月，馬雅各離開打狗到府城後，宣道會並沒有派人管理旗後的醫館，而是由外商出資，由當時打狗的海關醫官幫忙醫務工作，像萬醫生兄弟，接著連、梅二位醫生幫忙。教會支援助手及醫館人員，如隨馬雅各從廈門來的黃嘉智，還住在打狗醫館照料。

從杜聰明的譯文，提到萬（大衛）醫生1878年在福州洪水時逝世，外商捐款在打狗建立慕德醫院紀念萬大衛，後來梅醫生在此開設一醫學教育班，台灣人只有林晟完成學業取得證書。顏文說萬醫生研究熱帶醫學，看來把熱帶醫學之父說成是萬大衛了，其實應該是其兄長萬巴德。

日據時代後，外商逐漸減少，無力支持這家醫院，就把醫院讓渡給教會，停辦五、六年後，1901年10月10日教會又開始醫務工作，由安彼得醫生自台南來主持，只不過一個多月就離開高雄回英國，以後由馬雅各每月去四天維持。1903年12月24日安醫生再回到台灣，三星期後就去旗後上任。1906年安醫生娘患病，安彼得帶夫人回英國，由宋牧師幫忙照料他們的兒女到香港。年底醫生娘過世，安醫生安排兒女回國入學後，又再回打狗服務。順便一談，安彼得醫生對台灣的感情很深，我曾看到一文說安醫生的後代抱怨，安醫生不顧家人又趕回去台灣照料台灣人（註 7）。

到 1910 年 10 月 30 日，安彼得醫生才辭職返回英國，慕德醫院醫院業務只得停辦，1916 年教會等不到有人能接任，決定廢院。1927 年把醫院賣給政府，所得款項用以幫忙新樓醫院。旗後的這間醫院後來被政府拆除，顏前輩還說有一慕德醫院的看板，不知流落何處。以後再來討論安彼得及其他醫療宣教師醫生醫學教育的貢獻，尤其在培養門徒（見習生）上，訓練出不少台灣的醫界前輩。

舊樓醫館時代

1868 年 12 月，馬雅各等人回到台南府城，再度租房行醫佈道。顏文寫出馬雅各行醫卓著、名聲遠播的地區，列出早期的幾位宣教師醫生的助手及見習生名單。寫馬雅各、德醫生（Dr. Dickson）、代理的洪醫生，及最重要安彼得醫生的工作年代及行醫情況。

前面也提過，顏前輩寫出很少人知道的典故，像林燕臣先生教授翻譯成漢文的醫書，翻譯的醫書用文言文，可能比較深奧難懂，自己能讀漢文醫書的台灣人不多，還要由非學醫的前清秀才來教。這一典故非常有趣，我繼續探討中，看來雖然誇張，或許可以說林燕臣是第一位台灣人的醫學「教授」。

顏文中也談了不少，想建一新醫館的歷

卷數	年代	白話字篇名	漢字篇名	作者	頁數
82	1892.2	Hú-siâ^{n} I-kóan ê Siau-sip	府城醫館 ê 消息	安醫生	12-13
97	1893.4	Kià bē Kin-á-ôan ê Kò-pėh	寄賣 Kin-á-ôan ê 告白	安醫生記--ê	4
204	1902.3	Siau-sit	消息	無著名	19
264	1907.3	An I-seng niû	安醫生娘	無著名	17
338	1913.5	An I-seng Kì-liām-hōe	安醫生紀念會	Tân Iú-sêng	1

表 2. 陳慕真提供《台灣府城教會報》中有關安彼得醫生消息的文章。

史，1886 年安彼得醫生主持醫館時代，買好了地皮。由於要興建時，地方仕紳以為會傷「地龍」而大加反對，並提起訴訟多年。由於訴訟輸了，拖延到 1897 才買成新地皮。1900 年建好後把醫館遷往新樓房，以後漸以「新樓」稱之，而有新樓醫院之名；舊的醫館漸被稱為舊樓醫館。1900 年以前台南的醫療在顏振聲的文中，就稱為是所謂的「舊樓時代」。

新樓醫院時代

1900 年遷入新樓後，1901 年 2 月 24 日，老馬雅各醫生的二兒子來台南接掌新樓醫院，夫人又是護士，年輕夫婦發揮能力，醫務大為振興。同時訓練了不少見習生出身的醫師及護士外，醫院的設備更現代化。顏前輩文中寫了不少大家較熟悉的歷史典故，我以前討論過不少，如少年馬醫生，戴仁壽醫生、周惠濟醫生、鍾寶能醫生、李醫生（Dr. Lee）以及吳姑娘護師等的貢獻。這裡不再重複。而且顏文還寫出了更多各醫生訓練的見習生名單。

以前文獻很少報導台灣地方人士捐款擴建新樓醫院的事，顏前輩的文章寫了不少相關典故。醫院漸漸不夠使用，雖有英國慈善家寄付

（捐獻），款項仍然不足，於是 1919 年開始向台灣地方人士募款，1920 年 3 月募得三千八百多元，打算興建的新建築本來規劃只是平樓，由於當地人的捐款，改建成兩層樓，樓下紀念安醫生，樓上紀念馬醫生。

然後顏前輩寫了更多新樓醫院的的歷史，像醫院如何開始供給饍食、設住院費用、掛號、醫期制度、診治費、往診及轎子費用等。還討論了特別病房的設立，如二星期可戒鴉片煙癮的病房，癩（痲瘋）病的病房，1928 年設立的肺癆病房及以後的小兒科病房。地方人士尤其一些開業醫師，捐款購置紫光線（？）、X 光、太陽燈（？）及細菌檢驗等的設施。這些資料對研究特別主題有興趣者，可供給不少找資料的線索。

打算關閉及讓渡新樓醫院

顏文寫了不少打算廢新樓醫院，及當地教堂人士籌款從教士會讓渡經營權的歷史。1930 年代，新樓醫院因醫館費用增加，而收入減少，後來雖利用各種方法整頓而有進展，但日本政府當局指示要求醫院按照規格改善，彰化醫院也遇到類似的問題，教會經營兩醫院困難，教士們遂有兩處合而為一的腹案，評估後認為只能經營彰化的醫院。所以打算關閉及出賣新樓醫院，將款項集合改建彰化醫館之議。此消息一傳出，還有州政府及民間出資想購買。

1935 年 5 月 10 日在李醫師家，教士及教堂常置委員聚集，聽李醫生宣布打算出售新樓的計畫。當這個計畫的消息傳出後，教堂常置委員們於 6 月 24 日在東門教會堂開會，教士會代表、大會議長及多數議員出席。最後經過多數決議，由南部教會設立委員會，跟教士會交涉讓渡新樓醫院給教會。

以後多次的開會及討論後，教士會讓渡新樓醫院給南部台灣基督長老教會大會經營，主要由南中會及其餘三中會分攤共同出資給教士會。這件事顏文寫得很詳細，包括主要的參與人物及契約都登出來。新樓醫院從 1868 年 12 月到 1935 年，歷過六十七年由宣教師們經營管理，從此「本土化」，變成由台灣人自己經營的醫館，所幸運命沒像旗後的醫院那樣消失了，欣欣向榮到現在。

女界醫療傳道史

顏文特別列有一章談論女界醫療傳道史，首先是介紹朱姑娘、文姑娘，有關這兩位長榮女學的教育者，決心學助產救人，是台灣最早的產婆。前面我已稍微談過（註 2），顏文寫出了更多實際的事蹟，她們對產婦的照顧，尤其地方的難產婦人，幫助很大。顏前輩特別提醒大家，應記得感謝她們愛台灣的心。

接著也談了台灣第一位女醫宋牧師娘（註2）。她可說是台灣最早的婦產科及小兒科醫師，婦女及兒童的救星，因為本島婦人不愛接近男性醫生，女醫較好親近。可惜她於任中生病，不幸殉職於台南新樓醫院，享壽三十三歲。

非常感謝陳慕真幫我尋找文獻，並同意讓我使用她論文的資料及圖片（註 4,5），也感謝她先審閱。（陳慕真提供圖 1,2, 及表 1,2）

參考文獻

1. 賴永祥，網站的「賴永祥長老史料庫」，查資料可上此網站，進入搜索欄尋找（http://www.laijohn.com/）(2012.8.23)。
2. 杜聰明（1963），〈台灣基督教會醫學史〉，《台灣醫學會雜誌》，62：541-562。
3. 台灣白話字文獻館：http://www.tcll.ntnu.edu.tw/pojbh/script/artical-dta349p.htm （2012.8.23）。
4. 陳慕真（2006），〈台語白話字書寫中 ê 文明觀——以《台灣府城教會報》(1885-1942) 為中心〉，成功大學台灣文學研究所碩士論文，台南：成功大學台灣文學研究所。在網站上：http://etdncku.lib.ncku.edu.tw/theses/available/etd-0830106-020505/unrestricted/etd-0830106-020505.pdf（2012.8.23）。
5. 陳慕真（2006），〈台語白話字書寫中 ê 現代醫療衛生——以《台灣府城教會報》（1885-1942）為分析對象〉。在網站上：http://203.64.42.21/giankiu/GTH/2006/TSIT/lunbun/2-14%E9%99%B3%E6%85%95%E7%9C%9F%E8%AB%96%E6%96%87.pdf（2012.8.23）。
6. 朱真一（2012），〈安彼得醫生〉，《長榮大學學報》，16（1）：67-75.
7. 潘稀祺（2008），〈新樓醫院的建造者——安彼得醫生〉，《自路加雜誌》。http://www.ccmm.org.tw/magazine/listview/magazine1view.asp?key=864 （2012.8.23）。

第四章

林燕臣先生：第一位台灣人「醫學教授」!!

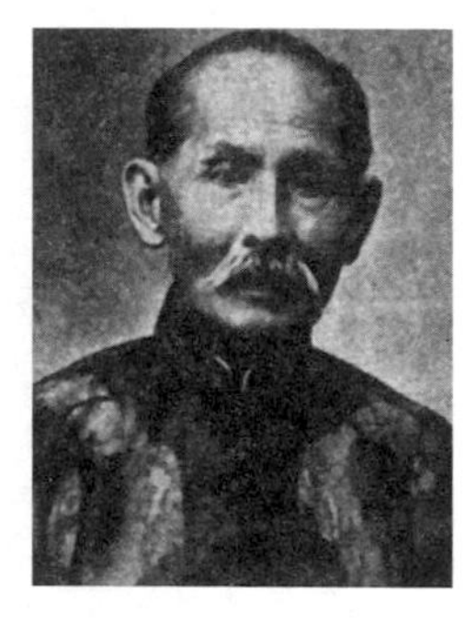

圖 1. 林燕臣先生像（來自註 5）。

一說起誰是第一位台灣人醫學教授，我們第一個反應是杜聰明教授；正式有「正」教授名銜屬他應該沒錯。不過若翻找台灣總督府醫學校的教職員名單（註 1），最少有兩位台灣人比杜教授更早當上醫學校的教員，1909 年的名單中，列出孟天成為講師囑託，孟前輩是醫學校第三屆，1904 年畢業（註 2）。1918 年醫學校升格為醫學專門學校，該年的教職員名單中，江景勤前輩列入可稱為「教授」的助教授（註 1），江前輩比杜教授晚了一年，1915 年從醫學校畢業（註 2），江教授列於講授內科學及診斷學項內，比杜聰明教授還早擔任教職。

除了南部長老教會老一輩人士外，現在知道林燕臣先生（1859-1944；圖 1,2）是誰的人，可能不會很多，就是知道或用 Google 去尋找，大概仍會大吃一驚或覺得莫名其妙。為何此文的題目，我居然稱林燕臣是第一位台灣人「醫學教授」。林燕臣牧師，根據下節最正式的小傳，他跟醫學有關的記載，只有「1898 年，林燕臣受基督長老教會之聘，在台南新樓擔任英國傳教師醫

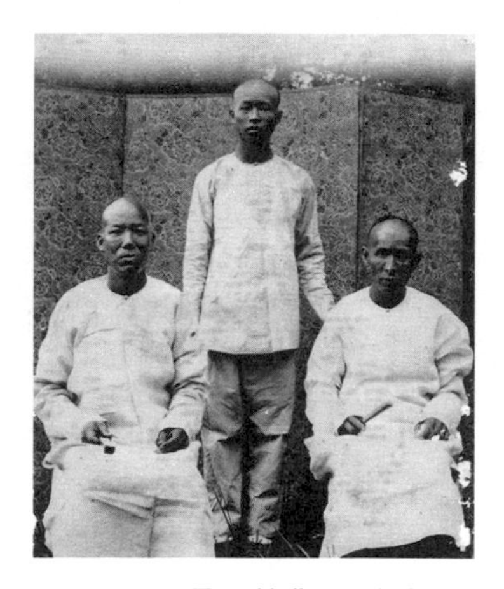

圖 2. 林燕臣（右坐者）與大公子林茂生（約二十歲時），1900 年代初期。（謹謝林宗光教授提供此圖及圖 6）

生的漢文及台語（福老話）老師」之類的幾句話，新樓當然指新樓醫院，另外他的第二公子林安生前輩是在花蓮行醫的醫師，孫子林宗義教授是國際知名的精神醫學教授。

此文來探討為何我稱林燕臣是第一位台灣人「醫學教授」。當然，「醫學教授」加了引號，表示不是真的，不過的確有記載，他用漢文翻譯的現代醫學書，教導學醫的見習生，但我仍不知道他到底用什麼樣的醫學書教學生。此題材可用來探討台灣十九世紀末到二十世紀初期，學徒式的醫務人員養成歷史。

這種醫學教育是台灣清據時期的醫學教育制度，日據時代初期仍繼續存在，因為當時已有醫學校，對這種非正規的「學徒」式醫師訓練出身者設限。這裡談的醫學，指現代醫學，不討論中醫。這裡只討論有關「學徒」式醫學教育有關的題材，以典故及人物漫談為主，不是系統性的探討。

林燕臣的簡單生平

從網站及各種線索，並沒有找到林燕臣前輩（1859-1944）的傳記。有兩篇較正式的生平記載（註 3,4），分別在 1966 年楊士養編的《台灣信仰名人略傳》（註 3），及 1989 年楊士養編、林信堅修訂的《信仰偉人列傳》（註 4），都不過幾頁而已。簡單的生涯如下所述：

林燕臣是前清秀才，幼年時從台南市舉人郭老爺讀漢文，後與其女兒郭寬結婚。1898 年如上所述到新樓擔任英國宣教師的老師，教習之間，逐漸傾心於基督教義，由著名的巴克禮牧師施洗入教。後來自己從事神職工作及神學教育的道路，先後歷任台南長老中學教務長、太平境教會長老、高雄州東港教會牧師，基督長老教會台灣大會議員及議長，並於 1925 年受聘為台南神學院教授，歷時十年。

另外趁回台灣到台南之際，造訪太平境馬雅各紀念教會，在黃茂卿著的《太平境馬雅各紀念教會 90 年史》中「最傑出長老林燕臣」一節（註 5），有他在太平境教會更詳細的經歷及其貢獻。

在醫館教醫書及協助翻譯醫書

「1898 年到新樓擔任英國傳教師的老師」這一句話其實有語病，1898 年當時以「府城醫館」的稱呼較普遍，醫院於 1900 年遷入新建的樓房後，才漸漸稱為「新樓醫院」。最早 1900 年時才開始有「新樓」的稱法，不過這並不重要，很可能醫院於 1900 年搬入新樓後，林先生仍繼續在新樓從事這類工作。太平境教會史說，1895 年 1 月就被聘請去擔任宣教師的漢文及福老台語的老師（註 5），不是上面楊士養寫的 1898 年才去（註 3,4）。

除了當老師外，他在醫院還做什麼工作？最近看到一份用白話字（羅馬拼音字）寫給見習生的醫學（解剖學？）講義（圖 3），後面會繼續討論，那講義可能跟安彼得醫生及林燕臣先生有關。網站上看到一篇寫林茂生傳記的文章（註 6），開頭一節寫林茂生的父親林燕臣。文中寫林燕臣「協助安彼得醫生翻譯醫學書籍」，不知作者根據什麼資料？從作者的其他著作，作者爬梳過教會公報，有可能來自那報紙的資訊。《台灣白話字文獻館》的網站上，沒找到文獻說林燕臣幫忙安彼得醫生翻譯的報導，也沒找到他們兩人翻譯的醫書，而且也沒找到寫那傳記的作者。

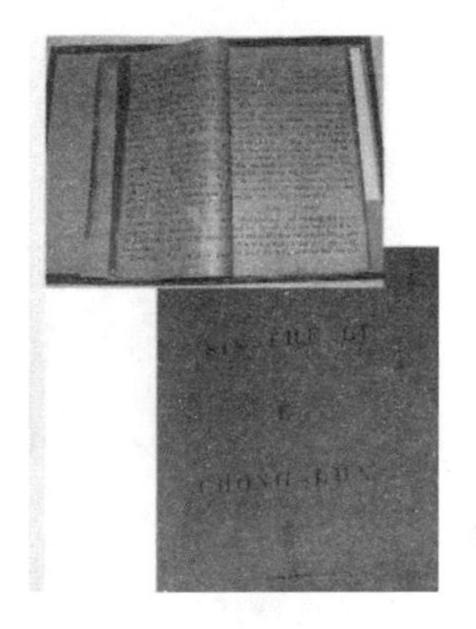

圖 3.《Sin-Thé Lí ê Tsóng Lūn（身體理的總論）》（來自：註 14）。（謹謝周維賢先生提供）

雖未找到寫那傳記的作者，趁回台灣到台南之際，造訪了太平境馬雅各紀念教會。承蒙侯良信長老厚意尋找資料，在上述黃茂卿的《太平境馬雅各紀念教會 90 年史》中「最傑出長老林燕臣」一節中有一句「他也協助安醫生翻譯醫學書籍」，但仍沒有列出參考文獻或參考資料。顯然張妙娟 2006 年有關林茂生的文章中，「協助安彼得醫生翻譯醫學書籍」的資料，來自黃茂卿的著作（註 5），兩文用的語句一樣。

最近重看顏振聲 1940-1941 年代寫的〈南

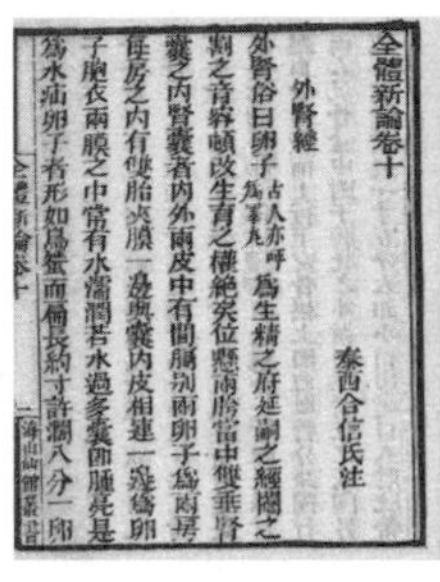

全體新論卷十

外腎經　　泰西合信氏注

外腎俗曰卵子（古人亦呼為睾丸）為生精之府延嗣之繼關之割之音粹頓改生育之機絕突位懸兩胯當中雙垂腎囊之內腎囊者內外兩皮中有間膈別兩卵子為肉房每房之內有雙胎尖膜一叠與囊內皮相連一叠為卵子胞衣兩膜之中常有水濡潤若水過多囊即腫是為水疝卵子者形如鳥蛋而稍長約寸許闊八分一卵

全體新論卷十　海山仙館叢書

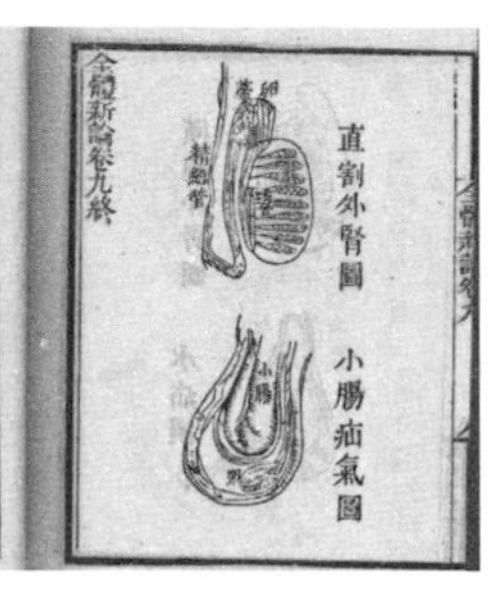

圖 4. 合信醫生（Dr. Benjamin Hobson） 著的《全體新論》中兩頁。

部教會醫療傳道史；Lâm-pōu Kàu-hoē I-liāu Thoân-tō-sú〉（註 7,8），杜聰明的翻譯本寫：「安彼得醫生來赴任……照時間教導學生，漢文有潘煥章先生、林燕臣先生教英譯中文醫書，前後的見習生有……」（註 7），文內列出十五位見習生。顏前輩這段寫在台南章的「舊樓時代」那一節。

前面提到過，林燕臣是前清秀才，之前沒從宣教師學過醫學，他能「教英譯中文醫書」到底怎麼一回事？因為沒紀錄顯示他到底用哪本醫書當教材，跟上述「協助安彼得醫生翻譯醫學書籍」那句話的意義不同。十九、二十世紀交接時代前後的學徒式的醫學教育到底如何？以後有機會再較詳細討論「英譯中文醫書」。以後盡量用「漢文醫書」而不用「中文」一詞，因為這些書不但中國會使用，日本及韓國也用，對日、韓當時的醫學教育很有影響，用文言文寫成（圖 4）。

學徒式的培養醫療人才

早期的歐美醫生不論在台灣、中國及其他地區，都會有訓練些「學徒」當助手的歷史，這種學徒式訓練養成了不少醫務人員，在新樓及彰化基督教醫院的文獻上有較多記載。這種台灣最早期學徒式的醫學教育，即使在日據時代已有了正式的醫學校成立，仍然繼續了相當久才停止。主要因為台灣早期缺乏醫師，所以准許繼續學徒式的醫師訓練制度。由於是非正式的醫學訓練，考試及格後拿「乙種醫師」執照，行醫有限制，只能以「限地醫生」在醫師缺乏的地區行醫。

馬雅各醫生 1865 年來台前就開始以學徒方式訓練助手，最早的紀錄應是從廈門一起來的黃嘉智，後來黃嘉智還跟萬巴德醫生繼續習醫。馬醫生訓練的另一助手高鳳翔，後來在台南開業行醫。顏振聲提到德醫生（Dr. Dickson）訓練的見習生是蘇甲寅，後來在台南及嘉義開業「得安堂」（註 7）。

安彼得醫生 1878 年來台灣後，在打狗、舊樓、新樓等醫館服務，更把這個制度擴充且加以制度化，他訓練了不少見習生，文獻上可找出至少十七名。如上討論，他們不只臨床上見習，平時也要上課。顏文說上課包括非醫學的漢文課，以及上述林燕臣用漢文醫書的課（註 7）。蘭大衛及馬雅各二世較晚些來台，訓練了更多見習生。據估計，來台灣四十年多的蘭大衛，訓練的見習生約有七十至八十名後來稱為「洋醫」的醫師（註 9,10）。

不只宣教師醫師訓練出學徒式的醫療人員，顏文說海關醫官梅醫生訓練了一見習生林磯璋（註 7）。另外還有更生院「看護婦」訓練班出身的，有位考上此乙種醫師執照（註 11）。

教會醫院的學徒式訓練

從《台灣府城教會報》的報導能略看出見習生的一些訓練方式，如 1896 年 10 月教會報的〈醫館的告白〉消息中（註 12），刊登招收見習生的消息。十八歲以上懂白話字（羅馬拼音字）是必須的條件，見習約須四年。「白話字」是必須的條件，而漢文只要略知既可。清據時期或日據時代初期，沒有公立學校或義務教育，讀漢文需進私塾，有經濟能力進私塾「讀漢書」人不多，深懂漢字的人更少。顏振聲的文章就說「教漢文有潘煥章先生」，可見不只臨床見習，還要上課補習漢文（註 7），及上林燕臣教中文醫書的課程。

《限地醫生——周瑞醫師傳記》（註 13）對那時代學徒式的訓練報導不多，從書最後周前輩行醫時的醫療文物看來，他的臨床訓練相當深入。文物中有不少的外科工具外，還有麻醉罩及麻醉藥罐，我印象最深刻的是他還有脊髓穿刺針。

周瑞醫師比上述《台灣府城教會報》的報導較晚些，他 1889 年 10 月出生，公學校畢業後也進入長老教中學讀了三年。1906 年 6 月，十六歲半時才到新樓及打狗的醫院學習，受教於安彼得、馬雅各二世及蘭大衛醫生，他於 1911 年 2 月畢業，共受教四年八個月，還有畢業證書，想來到他習醫那時代，學徒式的醫學教育已經更加制度化了（註 13）。

為何林燕臣教中文醫書？

林燕臣 1898 年到府城醫館時，如前面的討論，可能大部分十九世紀末二十世紀初的學生都只略知漢文，深懂漢文的不多。所以由林燕臣來教漢文醫書。或如另文所說，可能林燕臣幫忙安彼得醫生翻譯醫書為福老台語的白話字來教學生。那時候的漢文醫書是否真的很難？

當時的漢文醫書，大概都由歐美醫師口譯，由中國人來寫，用當時的文言文寫。當時出版的原版書，目前台灣仍可找到，台灣大學圖書館仍藏有合信醫生（Dr. Benjamin Hobson）的《全體新論》以及《西醫略論》的原版本。《全體新論》是 1851 年用漢文書寫的第一本現代醫學（解剖學）教科書。目前已知有兩種重刊本，1967 年，台灣的藝文印書館，以及 1991 年，中國的中華書局。

這本書的內容，其中之兩頁看來（圖 4），文言文不容易瞭解。日據時代早期或更早的一般台灣人，包括醫學見習生，不易理解這些漢文醫書。只有深懂漢文的讀書人如秀才的林燕臣才讀得懂，由他傳授漢文醫書內的意義，所以說他是第一位「醫學教授」。

台文醫書

日據時代以前或早期，有沒有出版醫書給學徒式的見習生用？像合信醫生用漢文編譯西醫書，在中國就產生了很大的影響力。這些書還傳入日本、韓國及台灣，一樣影響不小。

在第一部的〈南台灣歐美醫師對台灣語言的貢獻〉一文，介紹了戴仁壽醫生為提升醫療常識及水準，統一醫學及護理的術語，而且用來訓練本地的看護及醫師助手，1918 年編纂及出版一部用羅馬拼音字 Holo 台語寫的護理教科書《內外科看護學》（The Principles and Practice of Nursing）（註 14）。除了羅馬拼音字外，有少許漢字及英文註解。這本書對護理界及醫界的人士幫助不少，對醫學教育有重大的影響及貢獻。

最近重看《限地醫生——周瑞醫師傳記》（圖 5），注意到書的最後一部分的醫療文物圖片中，列出課本之一的《Sin-Thé Lí ê Tsóng Lūn》（身體理的總論）（圖 3），看封面及列出的兩頁，用白話字寫，看來像是翻譯的解剖學講義。可能比《內外科看護學》更早出現，很可能只是給見習生的講義，非正式出版的書。

林燕臣翻譯漢文醫書為白話字？

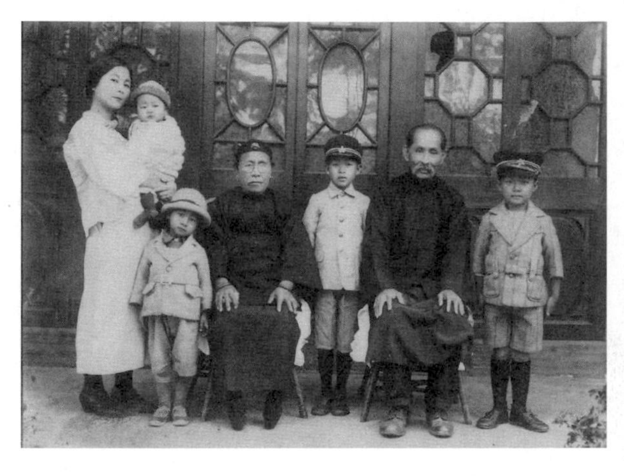

圖 5.1920 年代後期的家庭照，林燕臣（右坐者），當時大公子林茂生在 Columbian 大學留學。

上面提到有文章提到林燕臣「協助安彼得醫生翻譯醫學書籍」（註 5），雖然仍未看到這典故的出處，前面提到過的白話字（羅馬拼音字）的《Sin-Thé Lí ê Tsóng Lūn》（身體理的總論）醫書，可能就是林燕臣幫安彼得翻譯的醫書。但我還沒找到這白話字寫的書，正與周瑞醫師的公子們聯絡中，希望能看到更多的資料。周前輩在新樓及打狗醫院，由安彼得、蘭大衛及馬雅各二世受訓練時的年度（1906-1911）看來（註 13），這份講義應比《內外科看護學》更早出現。

《Sin-Thé Lí ê Tsóng Lūn》很可能是第一本在台灣翻譯的 Holo 台文醫書。如上討論，有可能是林燕臣自漢文醫書改寫為羅馬字的講義，或安彼得醫生口述、林燕臣用白話字寫下。1898 年時，安彼得醫生已來台二十年，福老台語已非常熟練，當然可能仍由安彼得醫生自己寫。周瑞醫師前輩的醫療文物遺物中，不知還有其他講義否。

結語

文獻上看到林燕臣先生用漢文醫書，教習醫的見習生醫學知識，同時看到用白話字（羅馬拼音字）寫的見習生講義。以此來討論十九、二十世紀交接前後的門徒式醫學教育制度，介紹林燕臣先生及最早的中文及台文醫書，林先生跟這些醫書可能的關係。此章開啟以後此門徒式醫學教育制度的討論。

謹謝周維賢先生。林宗光教授、侯良信醫師、陳慕真小姐提供此章的一些內容及圖片。

補註：此文從刊登於《台灣醫界》2013 年 2 月份出版的的拙著改寫。

參考文獻

1. 林吉崇（1997），《台大醫學院百年院史（上）》，台北：台大醫學院。
2. 台大景福基金會（2007），《景福校友通訊錄（第六版）》，台北：台大景福基金會。
3. 楊士養（1966），「林燕臣牧師年表（1859-1944）」，《台灣信仰名人略傳（第一集）》，頁 94-96，台南：台灣教會公報社。在賴永祥史料庫網站：http://www.laijohn.com/archives/pc/Lim/Lim,Isin/chronology/Iun,Siong.htm（2012.10.2）
4. 楊士養、林信堅（1989），〈林燕臣牧師傳略（1859-1944）〉，《信仰偉人列傳》，台南：人光出版社，頁 89-92 。在賴永祥史料庫網站：http://www.laijohn.com/archives/pc/Lim/Lim,Isin/biog/Iun,Siong.htm（2012.10.2）

5. 黃茂卿（1988），《太平境馬雅各紀念教會 90 年史》，台南：太平境馬雅各紀念教會，頁 200-202。

6. 張妙娟（2006），〈林茂生傳〉，《教育愛——臺灣教育人物誌》，1：1-16。

7. 杜聰明（1963），〈台灣基督教會醫學史〉，《台灣醫學會雜誌》，62：541-562。

8. 朱真一（2012），〈南台灣醫療文獻（三）：顏振聲的《南部教會醫療傳道史》〉，《成大醫訊》，23（3）：8-13。

9. 李欣芬（1989），〈基督教與台灣醫療衛生的現代化〉，國立台灣師範大學歷史研究所碩士論文，台北：國立台灣師範大學歷史研究所。

10. 李捷金（1980），〈台灣早期的西醫〉，《台灣醫界》，23 (1)：58; 23 (2): 29; 23 (3)：48。

11. 杜聰明（1982），《回憶錄》，再版，台北：杜聰明博士獎學基金會。

12. 陳慕真，〈台語白話字書寫中 ê 現代醫療衛生——以《台灣府城教會報》（1885-1942）為分析對象〉。在網站上：http://203.64.42.21/giankiu/GTH/2006/TSIT/lunbun/2-14%E9%99%B3%E6%85%95%E7%9C%9F%E8%AB%96%E6%96%87.pdf（2012.10.2）

13. 台灣教會公報社編輯委員會（2008），《限地醫生——周瑞醫師傳記》，台南：台灣教會公報社。

14. Gushue-Taylor G. (1917). *The Principles and Practice of Nursing*(內外科看護學). Tainan: English Presbyterian Mission Hospital. (手上有由楊允言影印，未正式出版的版本。)

第四部

寄生蟲症與台南

如同前言中所說明的，因為肺吸蟲症（paragonimiasis）跟台南有些關聯而開始寫一些文章刊登在《成大醫訊》上。關於肺吸蟲症的發現及此種寄生蟲生命週期的研究，三位最主要的研究貢獻者：中川幸庵、橫川定及萬巴德，都跟台南有些關聯。甚至與中國的肺吸蟲症的發現也有關係。

薑片蟲症（fasciolopsiasis）的狀況也很類似，事實上此症的研究讓台灣與國際有更多有趣的連結，除了跟台南有關的中川幸庵再度闡明這種寄生蟲的生活史外，此症從日據時代到二次世界大戰後，跟台南的關聯更為密切，所以接著寫了一篇薑片蟲症跟台南的關聯。

這兩種寄生蟲症的發現及研究，再度說明了台南醫學史為什麼有趣，不但與國際醫學有所連結，還有密切的地方淵源。愈探討愈是有趣，值得大家去閱讀瞭解。

第一章

肺吸蟲症與台南

由於媒體及網路上一些討論指出，吃中國進口的小龍蝦或大閘蟹，會得肺吸蟲症（paragonimiasis），所以筆者在《科學月刊》探討過小龍蝦或蟹跟肺吸蟲症的關係（註1）。中國是肺吸蟲症盛行區之一（註2,3），因此吃中國養殖未煮熟的小龍蝦或大閘蟹，有可能感染肺吸蟲症。更有趣的是，發現中國有肺吸蟲症跟台南還有些關聯。

肺吸蟲症跟台灣有密切的歷史淵源。第一個病例在台灣發現，首次報告痰中有肺吸蟲蟲卵的福建人曾住過台灣八年。且以後對寄生蟲的生命周期以及疾病治療的研究，台灣最有貢獻。此一病症在台灣與歐美、日本及中國交流上，更扮演一個非常有趣的角色。拙著《從醫界看台灣早期與歐美的交流（一）》（註2）及《台灣博物季刊》之綜說文（註3）中，很大篇幅討論肺吸蟲症的發現以及其在國際交流的意義。

馬偕牧師通常被視為肺吸蟲症最早的發現人或發現者之一，以及第一位發現肺吸蟲是通過人類食用毛蟹而進入人體的人（註2,4）。肺吸蟲生命周期主要在西元1913-1918年間才獲得證實，而馬偕早已於1901年逝世，肺吸蟲症的發現跟馬偕毫無關係，完全是誤會一場，細節請看上面提到的書（註2）及臺灣文獻的詳細考證文及文章（註4）。

原刊於《科學月刊》的文章，主要從生物學觀點來討論，因為篇幅有限，刪掉一些日本研究者的資料。其實肺吸蟲症跟台南有些關係，此章再來討論及補正和肺吸蟲有關的有趣故事。

肺吸蟲症發現簡史及萬巴德醫生的初步研究

來台灣打狗（高雄）海關服務過約五年（1866-1871）的萬巴德醫生（圖1），曾在1881年的報告中指出，林格醫生（Dr. B. S. Ringer）於1879年解剖一長住台灣，突然死亡的葡萄牙人船員時，發現肺部有寄生蟲（註5）。因為萬巴德曾在廈門診治過這葡萄牙病人，林格醫生於是寫信告訴萬巴德病人解剖的結果，包括肺部有寄生蟲。

第二年（1880年），萬巴德醫生在廈門為一位三十五歲的福建男人診治皮膚病，那病人咳出帶血的痰，他把痰放在顯微鏡下檢查，發現有橢圓形的東西，像是寄生蟲蟲卵。這個病人年輕時曾到Tecktcham（即竹塹，今新竹）兩次，各約四年共八年，到新竹一年後就開始咳血。萬巴德想起了林格醫生的信，請他寄來用酒精保存的葡萄牙病人的肺。萬巴德用顯微

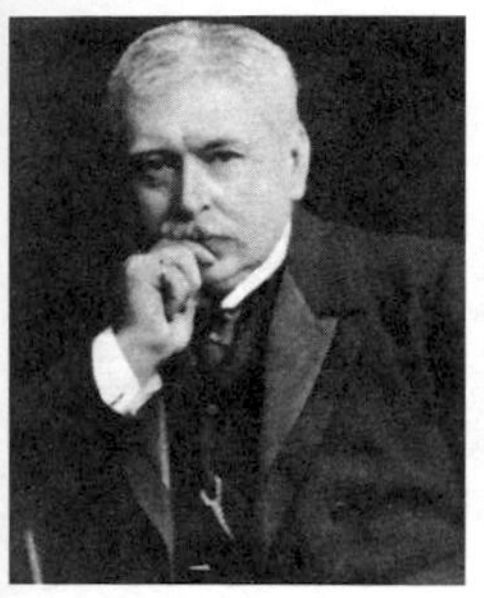
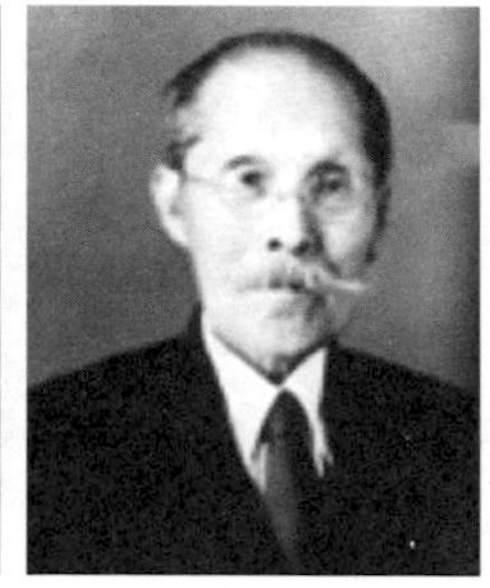
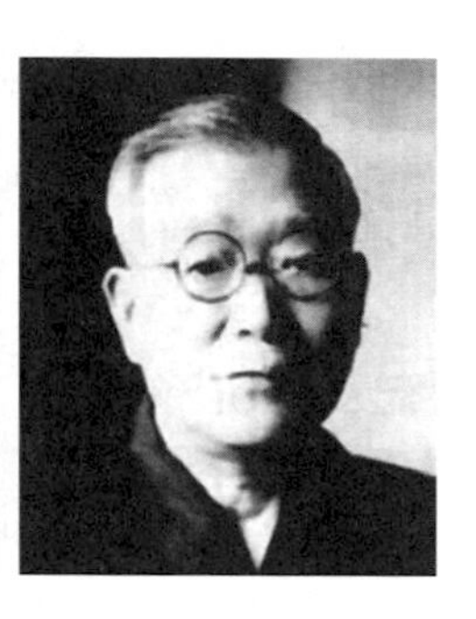

圖 1. 肺吸蟲症研究最有貢獻的萬巴德（左）、中川幸庵（中）及橫川定（右）。

鏡檢查裝肺的瓶子底下的沉澱物，看到同樣的蟲卵。不過後來他再檢查了一百五十多位廈門病人的痰，並沒發現蟲卵（註 5）。

後來萬巴德將蟲及蟲卵送去英國給 Dr. Thomas S. Cobbold 鑑定，確定是一新品種的 Distoma 蟲，命名為 *Distoma ringeri*（註 5），後來更名為 *Paragonimus westermani*。其實在林格醫生解剖病人發現肺吸蟲的前一年（1878 年），日本有位德籍教授 Dr. Erwin von Baelz 在日本病人的血痰中也發現了這種寄生蟲的蟲卵，不過他以為是原生蟲（protozoa），後來才知道是蟲卵。這一段早期發現史，關聯到台灣、日本、中國、英國、葡萄牙、德國等。可見十九世紀末的台灣，已和世界有密切的關聯（註 2,3,6）。

萬巴德之後又託人從台灣帶回來新鮮的痰做試驗。他把痰放入水瓶內，六星期後他發現那蟲卵終於孵化成纖毛幼蟲（miracidia）。萬巴德很有遠見地認為中間宿主應該是淡水動物，他認為螺類最有可能。可惜萬巴德因種種困難，沒再繼續研究肺吸蟲症，其他地區也沒什麼人進行此症之研究，而無甚進展。儘管如此，萬巴德醫師對很多寄生蟲的發現及其他研究仍有很大的貢獻（註 2,3,6），所以常被人稱為「熱帶醫學之父」。一直到三十幾年後，肺吸蟲的生活史才由在台灣的兩位日籍醫師中川幸庵、橫川定（圖 1）率先研究完成。他們是寄生蟲學研究的先驅，曾用英、德、日文發表論文，讓台灣的醫學成就早早在國際上曝光。萬巴德、中川幸庵及橫川定都可謂寄生蟲學這個研究領域的大師（註 6），讓台灣對當時的世界醫學做出貢獻（註 2,3,6）。

第一、二中間宿主都首先在台灣發現（註 2,3,6-10）

第二中間宿主首先由中川幸庵醫師發現。他首先於 1913 年 10 月，把肺吸蟲卵孵化過的纖毛幼蟲（miracidia）餵小狗吃，小狗並沒得到肺吸蟲症。於是他很認真地尋找肺吸蟲的幼蟲，甚至冒著生命危險前往此疾病最盛行的「蕃地」（原住民居住地）探察。從蟹體內找到後來稱的囊狀幼蟲（metacercariae）。他把蟹的肝及鰓等內臟餵給小狗吃，之後在狗肺內觀察到成熟的肺吸蟲。

中川幸庵把蟲卵孵化後的纖毛幼蟲跟很多不同的動物一起養，發現田螺，學名為 Melania libertina 的淡水螺中，有很多後來命名為尾幼蟲（cecarae）的蟲體。他再把螺跟蟹以及肺吸蟲幼蟲在水中一起養，在蟹的內臟找到囊狀幼蟲。他後來用英文於 1916 年的 *Journal of Infectious Disease* 及 1917 年 的 *Journal of Experimental Medicine* 發表研究結果。這兩篇是從台灣最早期用英文發表的醫學論文之二（註 7,8）。

肺吸蟲幼蟲又是如何轉移到肺部？台北醫專教授橫川定及中川幸庵都對此進行研究（註 9,10），他們用蟹肉或分離出來的囊狀幼蟲餵狗，在不同時間殺狗解剖。發現幼蟲在十二指腸破囊而出，四十八小時內就侵入小腸黏膜，穿過腸肌及其他組織，到腹腔內游動。然後穿過橫隔膜到胸腔，再侵入肺內。在肺內形成一囊胞直到成熟變成蟲。成蟲可在人體或動物生活得很久，有人離開盛行區二十年後，仍能在咳出的痰中發現蟲卵。

中川及橫川他們發現了肺吸蟲的生命周期，即蟲卵由人或動物隨痰咳出或糞便排出，在水中孵化成纖毛幼蟲後，侵入第一宿主的淡水螺，在螺體內演變成尾幼蟲，蟹吃下螺肉或排出的尾幼蟲而感染，尾幼蟲再演化為囊狀幼蟲。人或動物吃下未煮熟的蟹，囊狀幼蟲便侵入宿主體內，在體內如前述那般繼續成長。

橫川定的兒子橫川宗雄 1952 年在日本用動物證明（註 11），蟹主要是吃下感染尾幼蟲

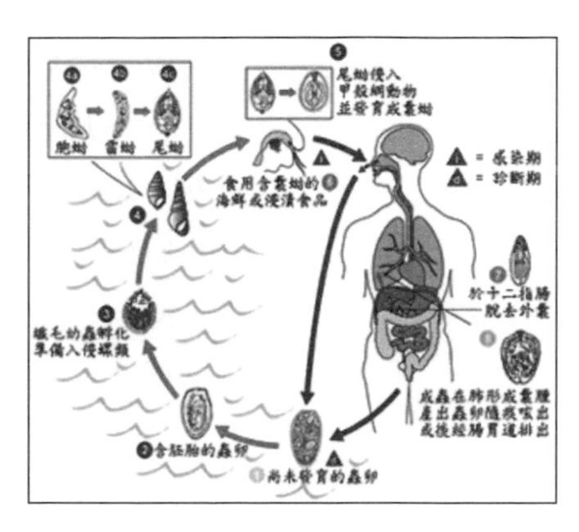

圖 2. 肺吸蟲生活周期圖。

的螺而感染，不是靠螺體內釋放出來在水中的尾幼蟲。有關肺吸蟲、肺吸蟲症及其生活周期更詳細的資料，請看前面提到的文章或書籍。生活周期圖（圖 2），在網路上中英文的維基百科很容易找到（註 12）。不過請注意，那網站生活周期圖的第二中間宿主用小龍蝦，因為原圖是美國疾病防治局（CDC; Center for Disease Control）所製作，在美國，小龍蝦是主要的第二宿主。另外，中文把螺、蟹及小龍蝦寫成為「海鮮」是錯誤的。此圖提到的螺、蟹及小龍蝦都應是淡水漁產品，不是「海鮮」。

中川幸庵在台南（註 9）

在讀了一些中川幸庵的論文及回憶文（註 7-9）之後，我不禁對他肅然起敬。中川幸庵醫師跟台南有直接關係，他 1904-1908 在台南醫院當「囑託」（其職位大概相當於現今的主治醫師），那是他來台的第一個職務，1905 年底起還兼任台南傳染病院長（圖 3）。1908 年代理台南醫院院長，同一年調往花蓮醫院當院長。1912 年轉往新竹醫院，他在新竹研究肺吸蟲，肺吸蟲的發現雖然跟台南沒有關係，薑片蟲（*Fasciolopsis buski* 或稱肥大吸蟲）跟台南倒是有很密切的關係，下章會再較詳細來談。

中川剛到台南不久，就非常努力研究赤痢，尤其是阿米巴原蟲引起的赤痢。他論文中的病例來自台南，還進行了動物試驗，發表了幾篇論文，後來還用這些在台南所做的研究當作他申請醫學博士的資料（圖 4）。台北帝大的森下薰教授認為：中川幸庵除了很努力外，更有優秀的洞察力、非凡的頭腦以及追求知識的精神，所以才能有此非凡的成績；森下教授文中稱他「偉大的學動者」。

跟台南的其他關聯

上面提到的醫師中，還有些跟台南有直接或間接的關聯。打狗港海關醫官兼管台南的安平港，萬巴德醫生應該常來台南。第一位來台灣的醫療宣教師，也就是現今新樓醫院的原始創辦人馬雅各醫生曾到打狗設立打狗醫館，當他要回台南推廣醫療傳道時，醫館便交由萬巴德醫師幫忙繼續維持。萬巴德曾寫過一篇文章 A Gossip about Formosa，發表於 1873 年的 *The China Review*（註 13），他在文中提到：台灣的好處不是那些坐大船來遊覽打狗或台灣府（台南）的遊客所能體會。

後來繼承他海關醫官職位的 Dr. Myers，教會文獻稱之為梅醫生，創立了台灣第一個醫學教育學校，這所正式醫學校是設立於打

圖 3. 中川幸庵醫師在台南時任台南醫院囑託，而且 1905 年起還兼任台南傳染病院長。

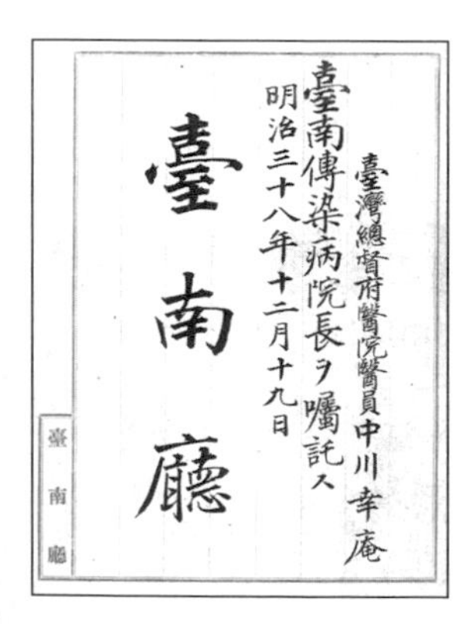

臺灣總督府醫院醫員中川幸庵
臺南傳染病院長ヲ囑託ス
明治三十八年十二月十九日
臺南廳

狗的慕德醫院。慕德醫院的英文名稱 David Manson Memorial Hospital，是用以紀念萬巴德的弟弟萬大衛醫生。萬巴德當時是香港的西醫學院院長，在一篇討論醫學教育的文章中，他曾提過這所學校，很可能也幫忙過成立這所醫學校，因此他跟台灣最早的醫學教育有些間接的關聯（註 2）。就廣義而言和成大醫學院有承先啟後的關係。

所謂台灣赤痢ニ於ケル腸病變ニ就テ一主トシテ「アメーバ」ノ病原性ニ關スル研究

中川幸庵　台灣

一、緒言

余ハ明治三十九年以來台南ニ於テ所謂台灣赤痢ノ病原ニ就テ研究調査ニ從事シ其概要ハ既ニ本誌第二十一卷第一號並ニ第五回台灣醫學會大會（台灣醫學會雜誌第七十四號所載）ニ於テ報告セリト雖モ之レ主トシテ臨床上ヨリ觀察セル所見並ニ其動物試驗成績ニ止マリ要スルニ赤痢「アメーバ」ハ猫赤痢ノ病原タルコトヲ確證シ人赤痢（地方病性）ニ於テモ亦其ノ然ルヘキヲ信スレモ未ダ人赤痢ノ解剖的組織的變化ヲ實見スルノ機ニ接セス彼此比較研究ヲ遂クル能ハザルヲ遺憾トシ材料ヲ蒐集シタル上之ヲ決定センコトヲ期シタリ然ルニ其後幸ニ比較的多數ノ材料ヲ獲タルヲ以テ其檢索ヲ企テタリ

二、研究材料

自ラ台南ニ於テ剖見セル四例ト久保氏ノ厚意ニ仍リ分與セラレタル台北赤痢九個ノ腸片合セテ十三例ニ付キ檢査セルモヌ

アメーバ」ノ病原性ニ關スル研究　二

圖 4. 中川幸庵醫師在 1911 年時所發表的在台南的研究，論文第一頁的引言中就說明了是利用台南的病例在台南進行赤痢研究。

1871 年初，萬巴德轉往廈門，至於為何去廈門，則有幾種不同的說法。最近看到《發現台灣公衛行腳》一書（註 14），莫名其妙地改寫歷史。書中在〈根除瘧疾〉那一章說，「牡丹社事件」發生時，萬巴德為文批評日軍，觸怒了日本當局，清廷把萬巴德調往廈門以平息日方。萬巴德在 1871 年初就離開打狗，當年 10 月琉球漁民才擱淺台灣遇害，但日軍 1874 年才攻打台灣發生所謂的「牡丹社事件」，上述的說法完全不可能。那本書的編輯及作者大概也不知道，雖然是清帝國的海關，但由英國人全權管理，清廷沒有管轄權，更無權任免調動英國的海關醫官。

另外曾任台南新樓醫院院長二十幾年院長

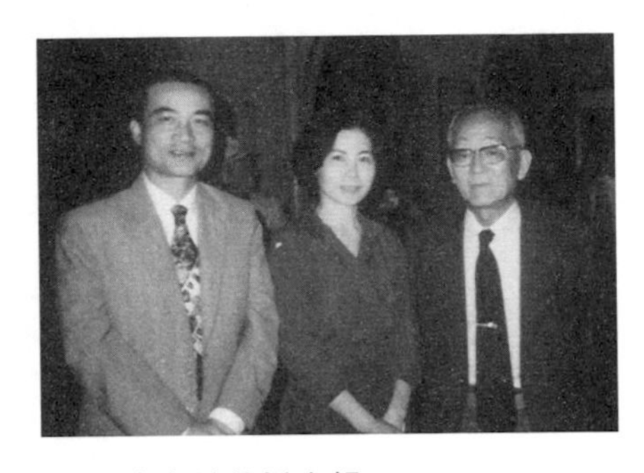

圖 5. 韓良誠教授夫婦跟橫川宗雄教授合照（1984 or 1985）。

的馬雅各二世，可能是首先發現中國浙江有肺吸蟲症的醫生。馬雅各二世是前面提到的馬雅各醫師的第二個兒子，後來離開台南到中國就任他職。他在紹興地區從未到過外地婦女的痰中找到肺吸蟲卵，也在當地淡水螺體內找到肺吸蟲的幼蟲；1931 年，他在 *China Medical Journal* 上發表這個發現（註 15）。

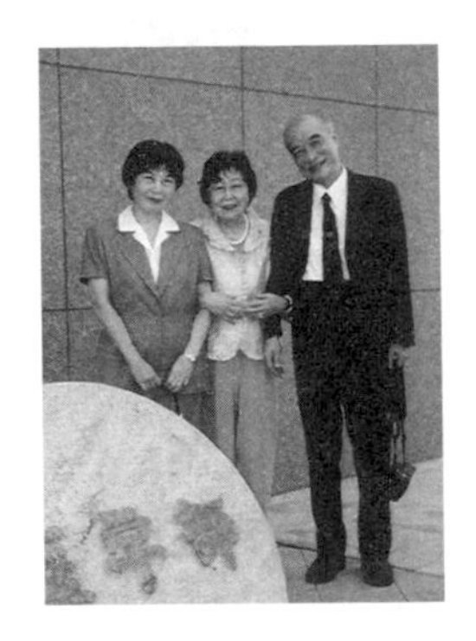

圖 6. 韓良誠教授夫婦跟橫川宗雄的夫人橫川綠合照於千葉醫大醫學部前（2006 年）。

馬雅各二世是台南醫學史上很重要的人物，會再介紹他的行醫生涯。由於他在台南時，對肺吸蟲症很瞭解，有助於他日後發現中國的肺吸蟲症。來自華中及華南養殖地的小龍蝦或大閘蟹是可能有肺吸蟲幼蟲的。所以說，發現中國的肺吸蟲症跟台南有些關聯。

另外，前面也有談到橫川父子兩代對肺吸蟲的研究貢獻良多，雖然沒找到跟台南的直接關聯。橫川宗雄畢業於台北帝大醫學部（台大醫學院前身），幾年前我曾與橫川宗雄的遺孀橫川綠通信，她送來的資料中，有成大韓良誠教授夫婦分別與橫川宗雄及橫川綠夫人合照的照片（圖 5,6）。韓教授的博士學位論文〈台灣南部鉤蟲感染及其所引起的貧血〉，曾受橫川宗雄指導，是橫川教授與台南的另一層關聯。

結語

從上述的討論可瞭解，台灣的螺、蟹以及進口的小龍蝦或大閘蟹跟肺吸蟲症的關係，以及萬巴德、中川幸庵、橫川定、橫川宗雄等人與肺吸蟲症及台南的關聯。一百三十多年後再看原始的研究論文及探討相關典故，覺得很有意義，這些在台灣做出的生物醫學成果及發現，直到今日仍與大家的健康息息相關，還跟台南有密切的關聯，更影響世界。

參考文獻

1. 朱真一（2009），〈吃小龍蝦或大閘蟹？——肺吸蟲症要關切〉，《科學月刊》 2009 年 3 月號，471：222-225。

2. 朱真一（2007），《從醫界看早期臺灣與歐美的交流（一）》，台北：望春風文化。

3. 朱真一（2011），〈戰前台灣對肺吸蟲症的貢獻〉，《台灣博物季刊》，30（3）：34-41。

4. 朱真一（2010），〈馬偕牧師及偕醫館發現肺吸蟲症的誤會〉，《台灣文獻》，61：332-350。

5. Manson P. (1881). "Distoma ringer". *Medical Times and Gazette*. ii：8-9.

6. Grove DI. (1990) *A History of Human Helminthology*. London: CAB International.

7. Nakagawa K. (1916). "The Mode of Infection in Pulmonary Distomiasis Caused by Paragonimus Westermanni". *J Infect Dis*, 18: 131-142.

8. Nakagawa K. (1916). "The Mode of Infection in Pulmonary Distomiasis Caused by Paragonimus Westermanni". *J Infect Dis,* 18: 131-142.

9. 中川幸庵（1958），〈肺吸虫と肥大吸虫の研究の半面〉，《東京醫事新誌》，75：29-33。

10. 橫川定（1954-1955），〈余が寄生虫學研究の五十週年回顧（1-5）〉，《東京醫事新誌》，71:493-496, 545-548, 607-608. and 72: 53-55, 329-334。

11. 「衛氏肺吸蟲」在 Wikipedia: http://zh.wikipedia.org/wiki/%E8%A1%9B%E6%B0%8F%E8%82%BA%E5%90%B8%E8%9F% B2（2012.12.10）。

12. Yokogawa M. (1965). "Paragonimus and Paragonimiasis". *Advances in Parasitol*,3:99-158.

13. A Former resident （Manson P）. (1873). "A Gossip about Formosa". *The China Review*. 2: 40-47.

14. 詹建富（2001），〈根除瘧疾〉，在葉金川、李淑娟編，《發現台灣公衛行腳》，中和市：玉樹圖書，頁 17-35。

15. Maxwell JL. (1931) "Paragoniamiasis in China, a Preliminary Report". *China Med J*. 45:43-49.

第二章

薑片蟲（肥大吸蟲）症與台南

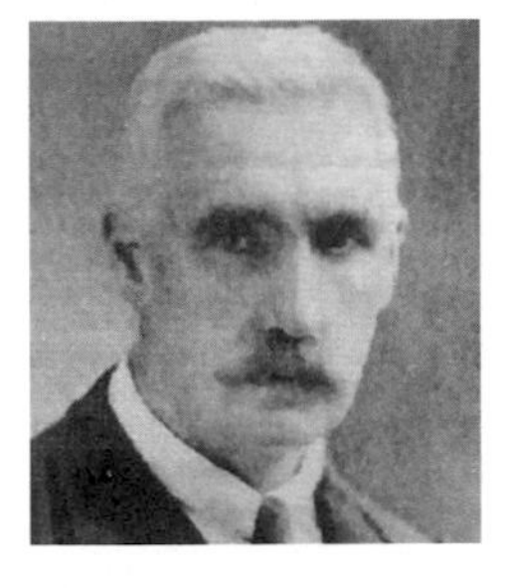
圖 1.1908 年首先發現台灣薑片蟲病例的馬雅各二世醫師。

馬雅各二世（圖 1）是第一位來台灣的歐美醫師及基督教宣教師老馬雅各醫師的第二兒子，當時台灣人稱他「少年馬醫生」。他在台南的時間比他父親更久，對台灣醫療的貢獻也更多，是台灣醫學史上的重要人物。可是關於馬雅各二世的文章或資料，反而比老馬雅各醫師少得多，很少文獻寫他。

上一章談肺吸蟲與台南的關係時，提到於 1904-1909 年來台南的中川幸庵也發現薑片蟲（日文稱為「肥大吸蟲」）的生活史，然而幾乎沒有人知道，馬雅各二世才是第一位率先發現台灣有薑片蟲症（fasciolopsiasis）病例的人。中川幸庵及馬雅各二世曾有幾年同時在台南，但是目前尚未找到文獻顯示兩人曾相會過。

台南地區曾是感染薑片蟲症的盛行區，戰後早期由於高雄醫學院（今高醫大）的謝獻臣及陳瑩霖教授等人努力研究，薑片蟲症得以受到控制。台灣跟歐美、日本、中國及亞洲各國因為薑片蟲症早早有了密切交流，是台灣對世界醫學的另一大貢獻。跟台南地區（包括從前的台南市及台南縣，今台南市）更有密切關聯，這些國際交流及台南地區的歷史典故都很有趣。

薑片蟲症早期的國際關聯

首先發現這種寄生蟲的 Dr. George Busk（1807-1886）是出生於俄國聖彼得堡（St. Petersburgh）的英國人，後來回英國習醫。1843 年 Dr. Busk 在英國格林威治（Greenwich）的海員醫院解剖一位東印度水手，發現那個人的十二指腸有十四條寄生蟲。1873 年以後，在廣州、上海、紹興、香港、泰國曼谷的教會醫院以及德國漢堡的海員醫院，陸續出現類似人類感染寄生蟲的報告。

不過，因為寄生蟲的外表略有不同而造成命名的混亂，直到在中國紹興基督教醫院的 Dr. F. W. Goddard 研究了 433 條蟲，歸納出結論：各種看起來稍有不同的寄生蟲，其實都是同一種蟲，其型態大小會隨病人自身的情況而略有不同。最後將其命名為 *Fasciolopsis buski* 的則是丹麥的 Dr. T. Odhner，他詳細研究從泰國曼谷送去，存放在哥本哈根動物博物館的標本而命名。筆者先前曾較詳細地寫過薑片蟲發現初期的歷史（註 1,2），更詳細的資料可在註 1、註 2 兩文獻找到。

中川幸庵的貢獻

前面已經談過的中川幸庵（上章圖 1），

1904-1909 年在台南醫院，後來轉任花蓮港及新竹醫院，1918 年升任為台中醫院院長，1926 年 6 月回去日本。中川闡明薑片蟲（肥大吸蟲）的生活史，是他在台灣研究而對世界醫學的另一大貢獻。1921-1923 年他先後在《台灣醫學會會誌》及《東京醫事新誌》發表好幾篇文章，也用英文在 *Kitasato Archives of Experimental Medicine*（1921），及 *Journal of Parasitology*（1922）發表（註 3）。1925 年他寫了一相當詳細有關肥大吸蟲的綜說報告單行本（註 4）。

薑片蟲症在南亞、華南及華中（尤其浙江）非常普遍。日據時代的台灣，開始時只知道台中以南的豬很容易感染。中川幸庵升任台中醫院院長後開始研究薑片蟲症，他先到豬隻屠宰場收集蟲卵，孵化成纖毛幼蟲，與用魚缸從螺卵開始培養沒有感染的淡水螺共養。發現纖毛幼蟲侵入螺後，變成尾幼蟲，然後附在水生植物上成熟為囊狀幼蟲。他的實驗證實動物生食囊狀幼蟲而感染，主要感染的部位是在腸黏膜上。當時台灣人的感染只偶爾發生在左營或其他菱栽培地區（註 4）。

中川詳細地研究記錄各種幼蟲成長過程，收集豬薑片蟲症盛行地區的淡水螺及水邊植物，發現不同進化程度的幼蟲（圖 2），證實他的實驗正確。他的研究精神實在令人佩服。他及另一研究合作者鈴木外男，還研究各種物

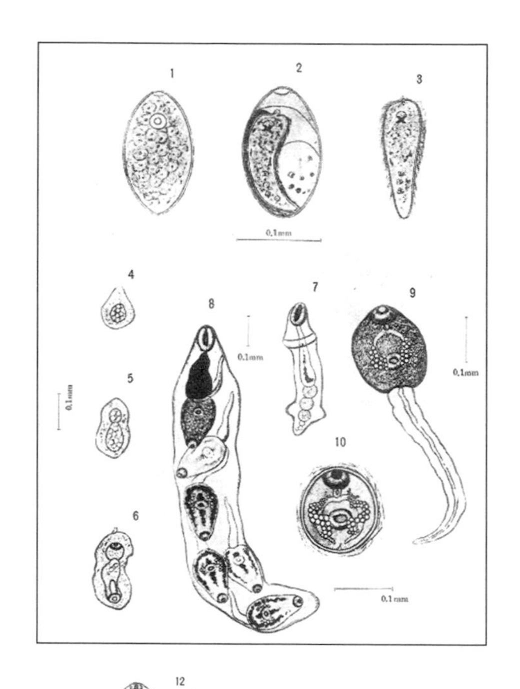

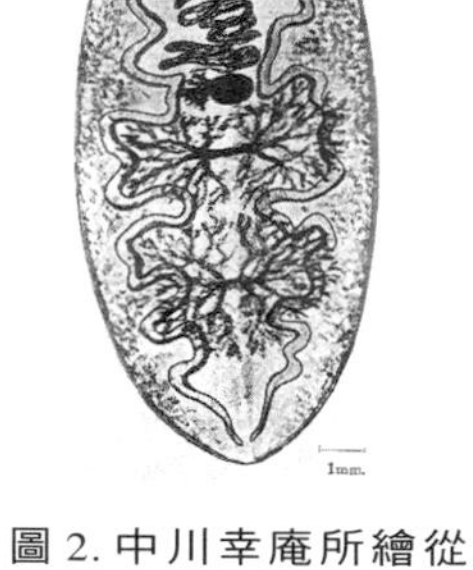

圖 2. 中川幸庵所繪從蟲卵（#1）到囊狀幼蟲（#10）的圖片。最下面是成蟲（#12）。

理及化學因素對蟲卵及幼蟲的的影響，調查台灣各地豬及人的感染狀況（註 1-4）。

馬雅各二世與薑片蟲

閱讀文獻時，我曾讀到日本佐佐學的論文，內容提到馬雅各二世在 1911 年首先報告台灣發現薑片蟲感染人的病例。中川顯然不知道馬雅各二世早就發現人的肥大吸蟲（薑片蟲）症。中川於 1921 年發表的英文論文，說台灣沒有人感染的病例。到了他 1925 年寫肥大吸蟲症的綜說單行本時，才報告幾個在菱栽培地區的病例，仍沒提馬雅各二世發現台灣有人感染此症。

馬雅各二世生於 1873 年，他從倫敦大學（University of London）獲得理學士（BS）及醫學博士（MD）學位，1901 年來台後就一直待在台南的新樓醫院，繼續父親的醫療傳道工作。1915 年第一次世界大戰期間，他志願回英國 Graylingwell War Hospital 當軍醫，後來升任到少校，戰後再來台南繼續醫療傳道工作。他常在 *China Medical Journal* 發表報告。1923 年他離台到中國當醫學宣教師協會的執行秘書

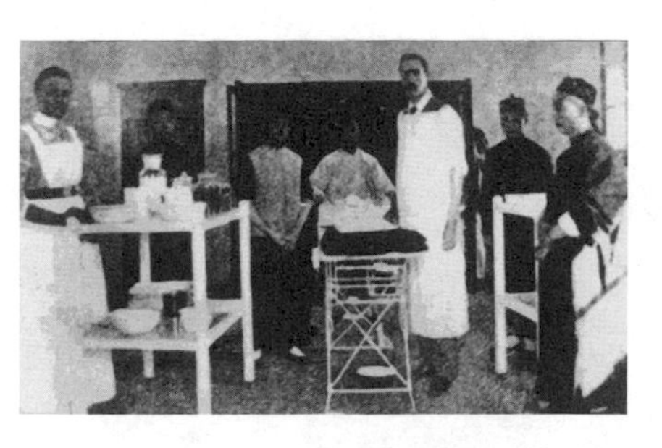

圖 3. 馬雅各二世夫婦在新樓醫院時。

及 *China Medical Journal* 的總編輯。後來他與該刊的前總編輯 Dr. Jefferys 合著了 *The Diseases of China* 一書。

他的夫人是護士，兩人栽培了許多本地的醫師見習生及護士，對台灣的醫療及教育貢獻很多。馬雅各二世主持新樓醫院時，繼續擴充醫療設備，如蒸氣消毒、X光照射，促成新樓醫院現代化。（圖 3）他更大力推行戒除鴉片，以及性病和痲瘋病的防治與治療等。

順便一提，「新樓醫院」是安彼得醫師於 1900 年在東門路現址興建新的醫院，因為樓房都是新蓋的，據說民眾先以「新樓」醫館稱之，後來漸漸變成醫院名。老馬雅各醫師以前創建的醫館，後來就被稱為「舊樓醫館」。關於這些醫院的歷史，第一部已多次談到，尤其有關馬雅各、安彼得醫生那些單元。

巴羅醫師對薑片蟲症的貢獻

1910 年代，薑片蟲症在中國紹興地區非常普遍而且嚴重，那裡的基督教醫院的病人中 40-50% 罹患了薑片蟲症，調查結果顯示有些村落甚至高達 100%（註 5,6）。醫療宣教師巴羅醫師（Dr. Claude Barlow）（圖 4）頗負使命感，認為解決薑片蟲的問題刻不容緩。

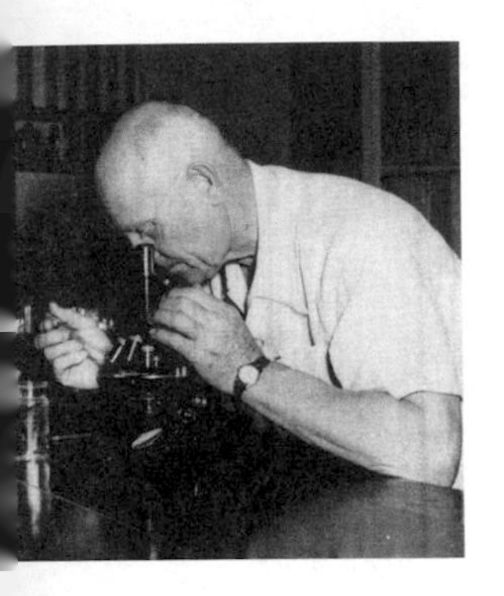
圖 4. 對薑片蟲症研究很有貢獻的巴羅醫師。

巴羅醫生生於 1876 年， 1906 年畢業於美國西北大學（Northwestern University）醫學院，1908 年往中國，此後二十年皆在中國，曾在寧波當海關醫官及紹興地區醫療宣教師。由於使命感的驅使以及深具研究熱忱，他常以自己當作試驗者，1918 年時，寄生蟲生活史還不瞭解前，巴羅醫師把蟲卵放入膠囊吞服，1920 年又把成蟲也放入膠囊吞下，想藉此找到人體感染的途徑與症狀，他沒被感染。

中川的研究影響了巴羅醫師，當他看到中川幸庵發表豬感染薑片蟲的研究後，他也用魚缸養淡水螺及收集野外附在水生植物的幼蟲，證實了中川幸庵的研究，螺及水生植物也是人薑片蟲症的中間宿主。他把收集到的囊狀幼蟲放入膠囊內吞下，三十一天後，糞便開始有卵出現，三個月後才吃藥治療，幾天內共有 124 條成蟲排出。他的研究精神實在令人肅然起敬。當然，他的研究工夫也沒有白費，之後便從傳染的路徑加以預防，有效減少了感染率。

此外，我在查資料時發現，巴羅醫師跟馬雅各二世醫師互有來往。詳細去看巴羅醫師有關薑片蟲的文獻，果然在他一篇論文的表中，列出馬雅各二世醫師在 1908 年就發現台灣有人感染薑片蟲症，而非日本佐佐學所說的 1911 年（註 1,2）。

中川幸庵及馬雅各二世

在 1925 年中川幸庵所寫的單行本中，上述巴羅醫師的論文也列為參考文獻之一，但他顯然沒看到巴羅醫師的論文提到馬雅各克二世在 1908 年發現台灣人的薑片蟲病例，中川幸庵在 1921-1922 年發表的論文中，還說台灣沒有人感染的病例，而且在他的回憶錄及論文中，從未提過馬雅各二世。我沒找到馬雅各二世在文獻上報告薑片蟲症，很可能他只跟巴羅醫師口頭或通訊中提到自己的發現，但巴羅在論文中確實提到馬雅各二世於 1908 年發現人的薑片蟲症。

雖說 1904-1909 年間中川幸庵及馬雅各二世醫師兩人同時都在台南服務，但我並沒有找到任何紀錄顯示他們曾見過面。那時醫師很少，中川與長老教會的歐美籍的醫師之間，不知是否曾互相討論醫學，中川於 1915-1922 年間至少發表了四篇英文論文，用英文溝通大概沒有問題。1908 年馬雅各二世醫師發現人的薑片蟲症病例時，中川幸庵人仍在台南。他那時熱中於赤痢的研究，還沒研究寄生蟲。直到 1918 年他到台中醫院後，才開始對薑片蟲的研究有興趣。

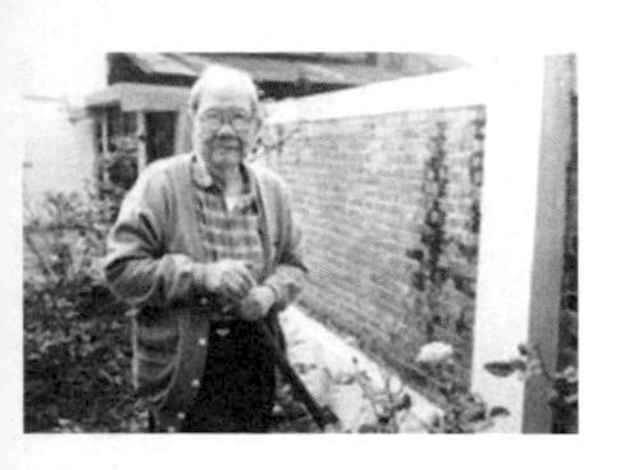
圖 5. 沈乃霖醫學博士。

中川幸庵及巴羅醫師在研究上的互相影響

中川幸庵的動物研究幫忙了巴羅醫師關於人感染薑片蟲症的研究，後者證實了人跟豬的感染途徑一樣，又更進一步找出荸薺及菱角是中國人感染的最後媒介。巴羅醫師發現這些水生植物是淡水螺的寄生處，附著在此植物的莖、葉或果實（菱角）上，靠此植物為生。當地人又有生吃菱角的習慣，吃菱角咬皮時就可能感染（註 3-6）。

知道菱角是最後感染的媒介後，中川幸庵跟合作者鈴木外男前往當時菱栽培地區左營調查。檢查了左營公學校學生及菱角採集者，果然發現四人（1.75%）罹患了薑片蟲症（註 4），這些人都曾生食菱角；檢查採集到的菱角及菱葉也都發現有囊狀幼蟲。中川幸庵著作的那本單行本，也提到大井司報告台南新化街的兩位內地人（日本人）兒童感染了這種肥大吸蟲（薑片蟲）症，附近沼池的淡水螺及菱角表面也有幼蟲，巴羅醫師的研究也幫忙台灣解決了這種寄生蟲在臨床及流行病學上的問題（註 1-4）。上述新化街（今新化區）的病例及幼蟲的發現，即可見薑片蟲症與台南的關聯。

台南戰後早期薑片蟲症的研究

戰後台灣的薑片蟲症病例最先由新營的沈乃霖博士（圖 5）再度發現，經高雄醫學院謝獻臣教授（圖 6）鑑定證實。謝教授及陳瑩霖（圖 7）教授再至盛行區研究，發表了至少四篇關於台南地區的薑片蟲症的研究論文（註 7）。他們於 1958-1959 年間到台南柳營鄉調查，柳營國小 11-12 歲學生感染薑片蟲症者達 28.21%（79 人），有一村莊感染率甚至高達 48%。當地採集的螺，22% 都有薑片蟲的幼蟲。美國哥倫比亞大學的 Harold Brown 還來參加研究薑片蟲病治療的實驗。

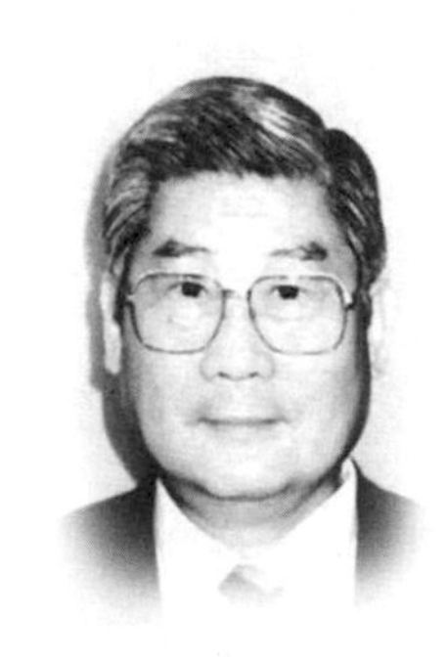

圖 6. 戰後研究台南薑片蟲症的謝獻臣教授。

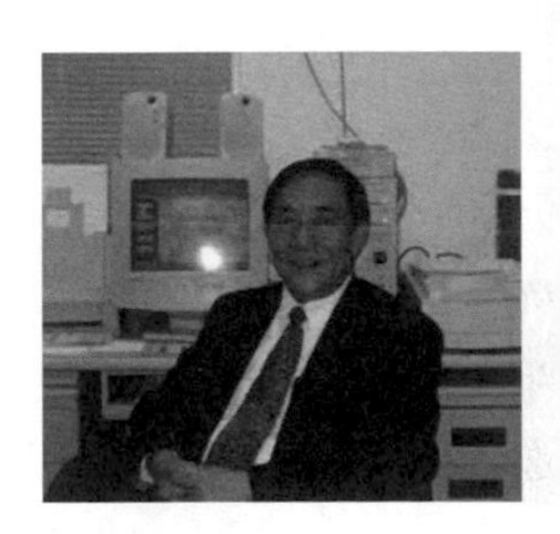

圖 7. 陳瑩霖教授。

薑片蟲症是一種地方性的疾病，除了左營、柳營、新營、新化外，另在鹽水鎮也曾發現。這些地區都是菱角的栽種地區（圖 8）。謝、陳兩位教授的論文也提到，生長在池沼岸邊的水空心菜（蕹菜）常有薑片蟲幼蟲，生空心菜常用來餵豬，因此豬最易感染，其他家畜如牛羊狗貓都不吃生空心菜，不會感染。台灣人雖然不吃生空心菜，但可能因為接觸受幼蟲污染的空心菜而感染（註 5）。

沈乃霖博士也是一位傳奇人物，1909 年出生於台南新營，1936 年完成醫學教育自日本返回故鄉行醫，曾擔任過台南縣醫師公會理事長多年。行醫之外，他很好學及研究地方性疾病，

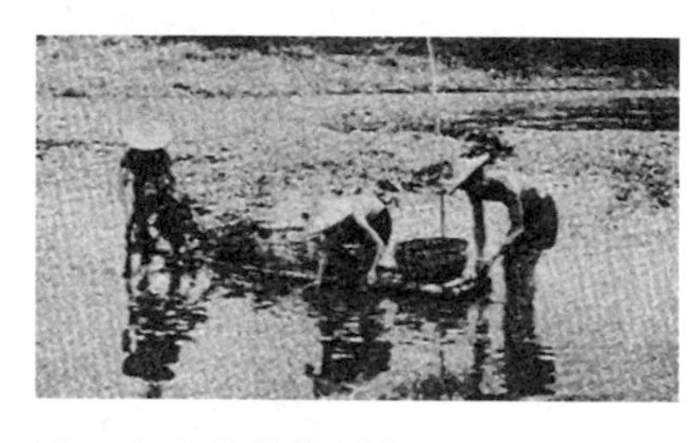
圖 8. 台南柳營鄉採集菱角圖。

在二二八事件時曾被構陷入獄。後來與地方仕紳在鹽水創辦南榮技術學院，並曾任第二任院長。

陳瑩霖教授領導的團隊，於 1985 年在台南縣此症的流行區域實施薑片蟲症的衛生教育，積極加強宣導此病的感染來源及預防方法，另以驅蟲藥（praziquantel）為輔，多方努力後，其盛行率從防治前一年的 25.1%，到防治二年半後下降至 1.0%，效果顯著，成功地控制了薑片蟲症，使薑片蟲症幾乎絕跡。

台南地區曾是感染的盛行區，瞭解此症的歷史典故，對自己的健康及診斷病人息息相關。目前薑片蟲症已經很少，但看到部分中醫界人士推廣生食菱角可祛病、補身、抗癌及治療疾病的宣傳，我覺得仍要多多宣導可能感染薑片蟲症的危險性。

謝獻臣及陳瑩霖教授

謝教授於 1948 年自台大醫學院畢業後，最先在寄生蟲科擔任助教，歷經瘧疾研究所到新成立的高雄醫學院寄生蟲科。陳瑩霖教授是高醫第一屆（1960 年）畢業，也類似謝教授，說服了雙親及長輩，才讓他能走進寄生蟲世界。他們與各衛生機構、農復會合作，更由院外機構支援下，進行鉤蟲病、肝吸蟲、薑片蟲、蛔蟲、阿米巴痢疾、血吸蟲及條蟲等寄生蟲的研究及防治，使高醫寄生蟲科成為世界上少有的寄生蟲學研究中心。陳瑩霖教授可說得到謝獻臣的真傳，他們在高醫開辦全國第一個寄生蟲特別門診二十餘年。

謝、陳兩教授更擔任其他醫學機構的重任，尤其退而不休、全心投入為台灣的醫療環境盡力。兩人在教授任內、退休以後仍都努力不懈，教育下一代，也為提升台灣公共衛生與醫療品質盡力。兩人先後分別獲得第十屆及十八屆的「醫學奉獻獎」，更可說明他們的貢獻。讀者有興趣可參考拙著中有關謝獻臣的部分（註 8），我也曾另寫一文討論陳教授的貢獻（註 9）。

此外，在閱讀有關文獻時，我發現上述佐佐學的論文中提到，1969 年美國海軍第二醫學研究所（U. S. Naval Medical Research Unit No.2）的高樂士博士（Dr. JH Cross）（圖 9）寫了篇有關此症的綜說論文，但沒列出文獻出處，在醫學雜誌上又找不到。後來找到高樂士博士，他寄了一份給我，原來是在一個研討會上發表的綜說論文（註 10）。他在論文中提到 1911 年馬雅各醫師在台灣發現人的薑片蟲症，而不是巴羅醫師文中所說的 1908 年。但他沒有列出文獻出處，可能寫論文時誤植為 1911 年。上述佐佐學的論文提到馬雅各二世於 1911 年發

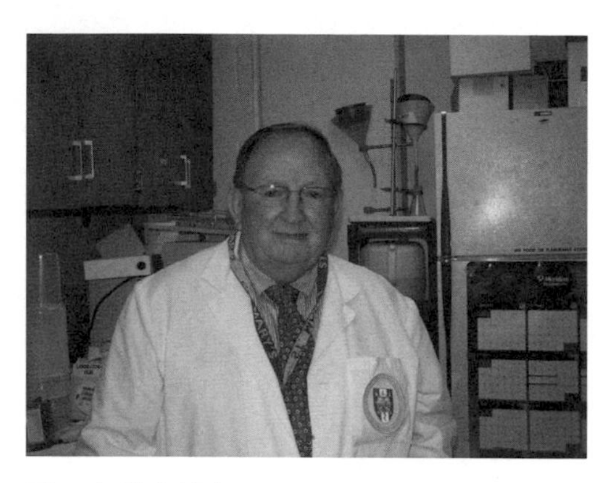

圖 9. 高樂士博士 2006 年 6 月在他的研究室（高樂士博士提供）。

現台灣人的薑片蟲症，大概就是源自此綜說論文。

結語

以上主要簡述中川幸庵、巴羅醫師、謝獻臣及陳瑩霖教授等對薑片蟲（肥大吸蟲）症以及寄生蟲生命史的貢獻，也略談馬雅各二世醫師、高樂士博士及沈乃霖博士的關聯。此症曾相當廣泛地分布於亞洲，台灣的研究成果為全世界作出重大貢獻，更由薑片蟲症看出台灣的科學研究早早就與國際有關聯。台南地區曾是此一寄生蟲症感染的盛行區，瞭解其歷史典故，對自己的健康及臨床上治療病人仍息息相關。目前薑片蟲症病例已經很少，但看到部分中醫界人士推廣生食菱角可袪病、補身、抗癌及治療疾病的宣傳，我覺得仍要多多宣導正確觀念。且臨床上尤其在台南地區，仍要考慮病人可能有得到薑片蟲症的危險性。

感謝先慈朱范台妹女士幫忙閱讀日文文獻，森下恭子女史，韓良誠及高樂士博士等幫忙提供資料及圖片。

參考文獻

1. 朱真一（2007），《從醫界看早期台灣與歐美的交流（一）》，台北：望春風文化，頁 27-101。

2. 朱真一（2012），〈薑片蟲的故事與人物〉，《臺灣博物季刊》，31（1）：62-67。

3. Nakagawa K. (1922). "The Development of Fasciolopsis buski Lankester." *J Parasitol* 8：161-166.

4. 中川幸庵（1925），《肥大吸 Fasciolopsis buski Lankester ノ研究》，台北市：台灣地方病及傳染病調查委員會。

5. Barlow CH. (1925). "The Life Cycle of Fasciolopsis Buski（Lankester）." *Am J Hygiene Monograph series*. No.4.

（下參考文獻 6 有詳細摘要）.

6. Kean BH, Mott KE, Russell AJ. (1978). *Tropical Medicine and Parasitoloty*. Classic Investigations.（two volume）. Ithaca, Cornell University.

7. Hsieh H-C. (1960). "Studies on the Epidemiology of Fasciolopsiasis buski in South Taiwan." *Formosan Science*. 14: 95-119.（此為綜說，內可找到高醫團隊原論文，若找不到此論文，註 2 內列出較多原論文）。

8. 朱真一（2011），《臺灣熱帶醫學人物故事——推動國際交流的醫界先驅》，台北市：台大出版中心。

9. 朱真一（2013），〈醫界典範（1）——陳瑩霖教授〉，《台灣醫界》，56: 281-286。

10. Cross JH. (1969). *Fasciolopsiosis in Southeast Asia and the Far East: A review*. Proc 4th Southeast Asian Seminar on Parasitology and Tropical Medicine, Schistosomiasis and other snail-transmitted helminthiasis. 177-199.

後記

「溫故知新」與感謝

前言中已說過，我對台灣醫學史及人物很有興趣。這次把歷年來寫有關台南的醫學史文章，集結、整理、補正、編輯及出版《府城醫學史開講》，從這過程中再度體會「溫故知新」的意義。每次出書都有類似的感想，尤其這次更有感觸，看來「溫故知新」這句成語還有另層涵義，不但自己校訂時發現錯誤，編輯們詳細校正時，亦看到有誤有疑之處。此外，因為要寫推薦序，推薦者的確好好看稿，看得最仔細的翁佳音教授，就發現幾處有疑有誤。很高興大家能發掘疑問，再去搜尋及查證，更因此得「知新」。

每次編輯出版書，另一大感觸仍是出書（其實寫文章、製作投影片或錄音帶也一樣）不能粗心馬虎。會有錯誤仍是粗心大意，引用參考資訊或數據，沒好好存疑與查證，沒評判地思考。自己，編輯及推薦者的「溫故」能發現「知新」，我認為是出版書的最大收穫。希望讀者看到有疑有誤處，請不吝相告（請看最後一段的聯絡方法），這樣才會進步，才會寫出正確的歷史。我的原則是：聞「誤」而喜。

這次校對多次後，發現因每篇本獨立發表，匯集成冊後有些故事重複出現，要做到刪除重複處而仍能前後接應，並不容易。有位朋友戲稱說沒關係，大家可重複多讀幾次「非台北」台灣人觀點的故事。我常說台灣人應掌握台灣歷史的詮釋權，不然台灣的醫學史會被扭曲及切割（註1,2），從台北觀點寫的醫學史，非常忽視「非台北」的部分，錯誤也較多，因而我們需要努力寫台灣人觀點的正確歷史。

首先我要感謝成功大學臨床醫學所所長謝奇璋教授，他約 4 年前邀我投稿到《成大醫訊》，不然不會「結」出此果，也非常感謝《成大醫訊》執行編輯吳登平多年來的耐心。同時，成大醫學院院長林其和邀請我當講座教授，除了是我的榮幸外，也等於促成此書的出版。成大有不少其他的朋友們，最近幾年很照顧我，我非常感激。除了前校長賴明詔以及謝、林等教授為我寫推薦文的美言之外，謝教授還安排成杏基金會、黃崑巖基金會及成功大學邁向頂尖大學計劃之經費挹注的贊助，都讓我感激不盡。

此外，還有長老教會的最長輩，台南神學院榮譽教授的鄭兒玉教授、台南醫院林茂前院長、新樓的黃祖源院長的美言，讓我倍感榮幸，甚至感到恐惶，以後當更要努力小心。台南醫院跟新樓醫院一樣，也有不少歷史典故值得多多探討，以後當戮力搜尋。再來，我跟中研院台灣史研究所的翁佳音教授素昧平生，只因為我向外廣泛搜尋資料時，翁教授常送來寶貴的資訊，漸而熟識。當我想找歷史界人士寫推薦文而問他時，他非常認真仔細地閱讀原稿，找到一些可疑及錯處，免得我日後出醜，更要感謝。另順帶一提，諸位推薦人按照輩份排列次序。

成大以外，我也得到其他醫學中心或機構的多方協助，像新樓醫院、彰化基督教醫院、馬偕醫院、台灣教會公報社，讓我使用他們的資料圖片。太平境長老教會及長榮中學也一樣提供資料。《台灣醫界》及《長榮大學學報》給我篇幅發表文章。我還要謝謝望春風出版社，讓我從望春風出版的書（註 3）中，找出我從前寫跟台南有關的幾篇文章，再補正放入此書。

還要感謝我服務的 St. Louis 大學的圖書館，尤其是 Inter-Library Loan Office。同時，感謝台灣及世界各國（主要日本、美國、英國及加拿大）允許讓我使用各種資料包括圖片在內的個人、學校、基金會、出版商或其他機構。不少在文章中、最後面或圖片說明中提到，不再列出。更多未能列名的前輩、朋友及機構幫忙。

還要感謝出版此書的心靈工坊出版社的王浩威發行人，王桂花總編輯，還有黃心宜、董子琇及周寧靜編輯群，尤其黃心宜的容忍及幫忙，沒有他們，我的這本書不可能出版。

最後感謝先嚴朱金波先生及先慈朱范台妹女史的教導。我認為我比別人笨拙但更願花功夫探討，是因為父母親的身教。先慈過世前還幫我閱讀日文文獻，內人楊美華的支持與容忍，才能讓我自由發揮。沒有他們，不可能有這樣的好機會，從事我個人很有興趣且認為富有意義的工作。

最後，更歡迎大家繼續來信、來電或E-mail給我，請多多指教並提供資料和線索。早期台灣和國際尤其跟歐美的交流，很有歷史意義，從各個角度都可以深入探討。在此，先謝謝大家，我的E-mail：chuj@slu.edu和aljychu@yahoo.com（請寄送兩處），Fax：314-268-4081，住　址：Dr. J. Y. Chu, Cardinal Glennon Children's Hospital, 1465 S. Grand Blvd, St. Louis, MO63104，電話：314-577-5638（辦公室若無人接聽，請留話）。再次謝謝大家的共襄盛舉，請協助提供更多資料。

參考文獻

1. 朱真一（2009），〈台灣醫學史不容扭曲改寫——NATMA的角色？〉，《北美洲台灣人醫師協會2009年會刊》，頁50-52。在網站也有：http://tinyurl.com/y8cghza或http://natma.org/images/Dr._Chu_s_Article.PDF（2013.8.8）。
2. 朱真一（2010），〈台灣歷史的詮釋權及扭曲〉，《Aurora（極光）》，2010.3. 23；181：10-11。在網站上也有：http://blog.roodo.com/aurorahope/archives/12033467.html（2013.8.8）。
3. 朱真一（2004），《台灣早期留學歐美的醫界人士》，台北：望春風文化。

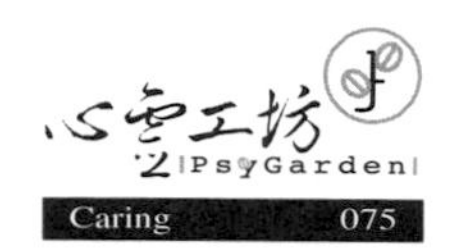

府城醫學史開講

The Dawn of Modern Medicine in Taiwan: Contributors and Stories of Tainan

作者：朱真一 Jen-Yih Chu

出版者—心靈工坊文化事業股份有限公司
發行人—王浩威
總編輯—王桂花　責任編輯—黃心宜
內頁設計編排—董子瑈　特約編輯—周寧靜
通訊地址—10684 台北市大安區信義路四段 53 巷 8 號 2 樓
郵政劃撥—19546215　戶名—心靈工坊文化事業股份有限公司
電話—02）2702-9186　傳真—02）2702-9286
Email—service@psygarden.com.tw
網址—www.psygarden.com.tw
製版・印刷—彩峰造藝印像股份有限公司
總經銷—大和書報圖書股份有限公司
電話—02）8990-2588　傳真—02）2990-1658
通訊地址—248 台北縣五股工業區五工五路二號
初版一刷—2013 年 9 月　ISBN—978-986-6112-76-8　定價—320 元

國家圖書館出版品預行編目資料

府城醫學史開講 / 朱真一著 .
-- 初版 . – 臺北市 ：心靈工坊文化 , 2013.08　面；公分 .--（Caring；075）
ISBN—978-986-6112-76-8（平裝）
1. 醫學史 2. 臺南市
410.933　102012110

心靈工坊 PsyGarden 書香家族 讀友卡

感謝您購買心靈工坊的叢書，爲了加強對您的服務，請您詳塡本卡，
直接投入郵筒（免貼郵票）或傳眞，我們會珍視您的意見，
並提供您最新的活動訊息，共同以書會友，追求身心靈的創意與成長。

書系編號—CA075　書名—府城醫學史開講

姓名　　是否已加入書香家族？ □是 □現在加入

電話 (O)　(H)　手機

E-mail　生日　年　月　日

地址 □□□

服務機構　職稱

您的性別—□1.女 □2.男 □3.其他

婚姻狀況—□1.未婚 □2.已婚 □3.離婚 □4.不婚 □5.同志 □6.喪偶 □7.分居

請問您如何得知這本書？

□1.書店 □2.報章雜誌 □3.廣播電視 □4.親友推介 □5.心靈工坊書訊
□6.廣告DM □7.心靈工坊網站 □8.其他網路媒體 □9.其他

您購買本書的方式？

□1.書店 □2.劃撥郵購 □3.團體訂購 □4.網路訂購 □5.其他

您對本書的意見？

□ 封面設計　1.須再改進 2.尚可 3.滿意 4.非常滿意
□ 版面編排　1.須再改進 2.尚可 3.滿意 4.非常滿意
□ 內容　1.須再改進 2.尚可 3.滿意 4.非常滿意
□ 文筆／翻譯　1.須再改進 2.尚可 3.滿意 4.非常滿意
□ 價格　1.須再改進 2.尚可 3.滿意 4.非常滿意

您對我們有何建議？

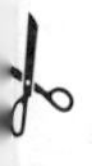

▲您的意見，我們將轉貼在心靈工坊網站上，www.psygarden.com.tw

廣 告 回 信
台北郵政登記證
台北廣字第1143號
免 貼 郵 票

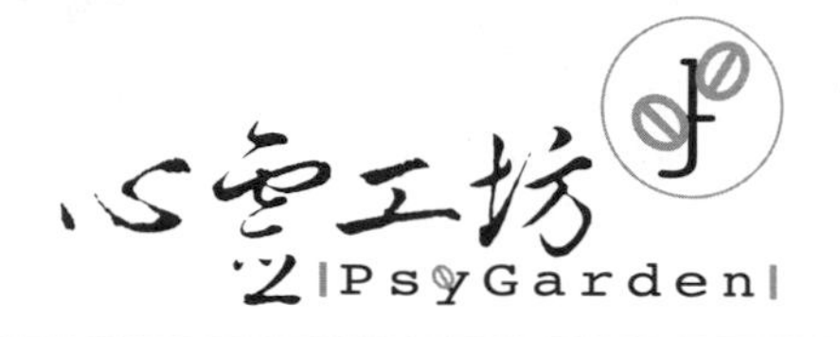

10684台北市信義路四段53巷8號2樓

讀者服務組 收

免 貼 郵 票

(對折線)

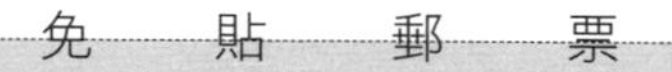

加入心靈工坊書香家族會員
共享知識的盛宴，成長的喜悅

請寄回這張回函卡（免貼郵票），
您就成爲心靈工坊的書香家族會員，您將可以——

⊙隨時收到新書出版和活動訊息

⊙獲得各項回饋和優惠方案